LES
TROUBLES NERVEUX PÉRIPHÉRIQUES

AU DÉBUT

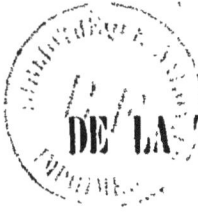

DE LA TUBERCULOSE PULMONAIRE

PAR

Albert GELLY

DOCTEUR EN MÉDECINE

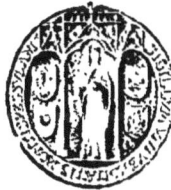

MONTPELLIER

IMPRIMERIE Gustave FIRMIN, MONTANE et SICARDI

Rue Ferdinand-Fabre et Quai du Verdanson

1906

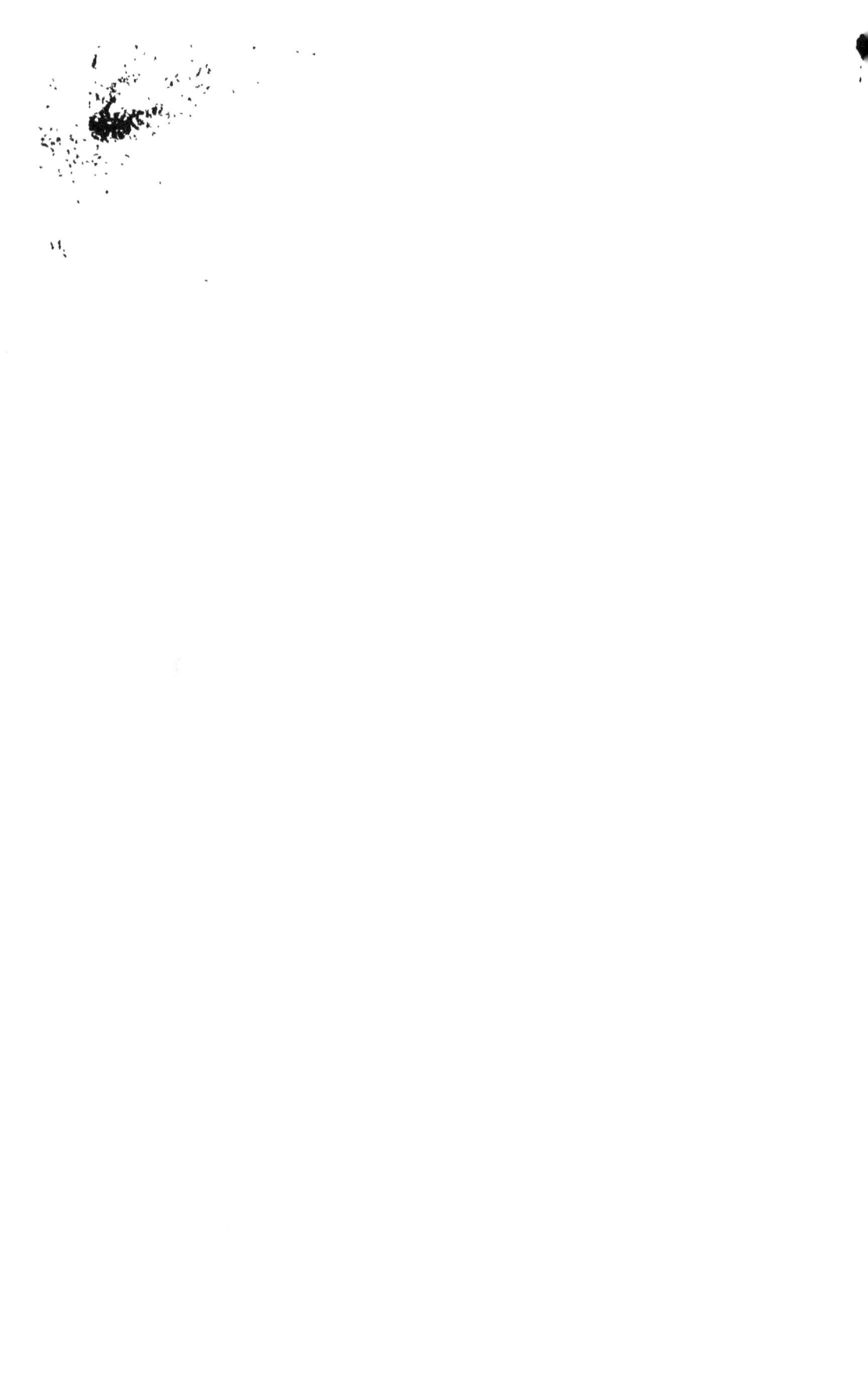

LES
TROUBLES NERVEUX PÉRIPHÉRIQUES

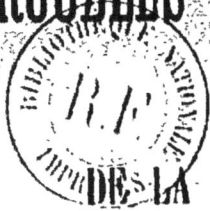

AU DÉBUT
DE LA TUBERCULOSE PULMONAIRE

PAR

Albert GELLY

DOCTEUR EN MÉDECINE

MONTPELLIER
IMPRIMERIE Gustave FIRMIN, MONTANE et SICARDI
Rue Ferdinand-Fabre et Quai du Verdanson
—
1906

PERSONNEL DE LA FACULTÉ

MM. MAIRET (✽) . . . . Doyen
TRUC . . . . Assesseur

Professeurs

Clinique médicale	MM. GRASSET (✽)
Clinique chirurgicale	TEDENAT.
Thérapeutique et matière médicale. . . .	HAMELIN (✽)
Clinique médicale	CARRIEU.
Clinique des maladies mentales et nerv.	MAIRET (✽).
Physique médicale.	IMBERT.
Botanique et hist. nat. méd.	GRANEL.
Clinique chirurgicale.	FORGUE (✽).
Clinique ophtalmologique.	TRUC.
Chimie médicale.	VILLE.
Physiologie.	HEDON.
Histologie	VIALLETON.
Pathologie interne	DUCAMP.
Anatomie.	GILIS.
Opérations et appareils	ESTOR.
Microbiologie	RODET.
Médecine légale et toxicologie	SARDA.
Clinique des maladies des enfants	BAUMEL.
Anatomie pathologique.	BOSC.
Hygiène.	BERTIN-SANS.
Clinique obstétricale.	VALLOIS.

Professeur adjoint : M. RAUZIER
Doyen honoraire : M. VIALLETON.
Professeurs honoraires :
MM. JAUMES, PAULET (O ✽), E. BERTIN-SANS (✽), GRYNFELTT
M. H. GOT, *Secrétaire honoraire*

Chargés de Cours complémentaires

Clinique ann. des mal. syphil. et cutanées	MM. VEDEL, agrégé.
Clinique annexe des mal. des vieillards. .	RAUZIER, prof. adjoint
Pathologie externe	JEANBRAU, agrégé
Pathologie générale	RAYMOND, agr. (✽)
Clinique gynécologique.	DE ROUVILLE, Ag. libre
Accouchements.	PUECH, agrégé lib.

Agrégés en exercice

MM. GALAVIELLE	MM. JEANBRAU	MM. GUERIN
RAYMOND (✽)	POUJOL	GAGNIERE
VIRES	ARDIN-DELTEIL	GRYNFELTT Ed.
VEDEL	SOUBEIRAN	LAPEYRE

M. IZARD, *secrétaire.*

Examinateurs de la Thèse

MM. CARRIEU, *président.* | VIRES, *agrégé.*
DUCAMP, *professeur.* | JEANBRAU, *agrégé.*

A MA MÈRE — A MON PÈRE

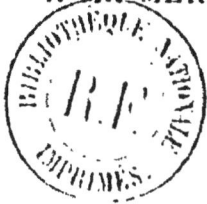

*(Témoignage de mon éternelle reconnaissance
et de ma profonde affection.)*

A MA SŒUR

A CEUX QUI ME SONT CHERS

A. GELLY.

A MONSIEUR LE PROFESSEUR DUCAMP

A MONSIEUR LE PROFESSEUR-AGRÉGÉ VIRES

A MONSIEUR LE PROFESSEUR-AGRÉGÉ JEANBRAU

A TOUS MES MAITRES DE LA FACULTÉ

A. GELLY.

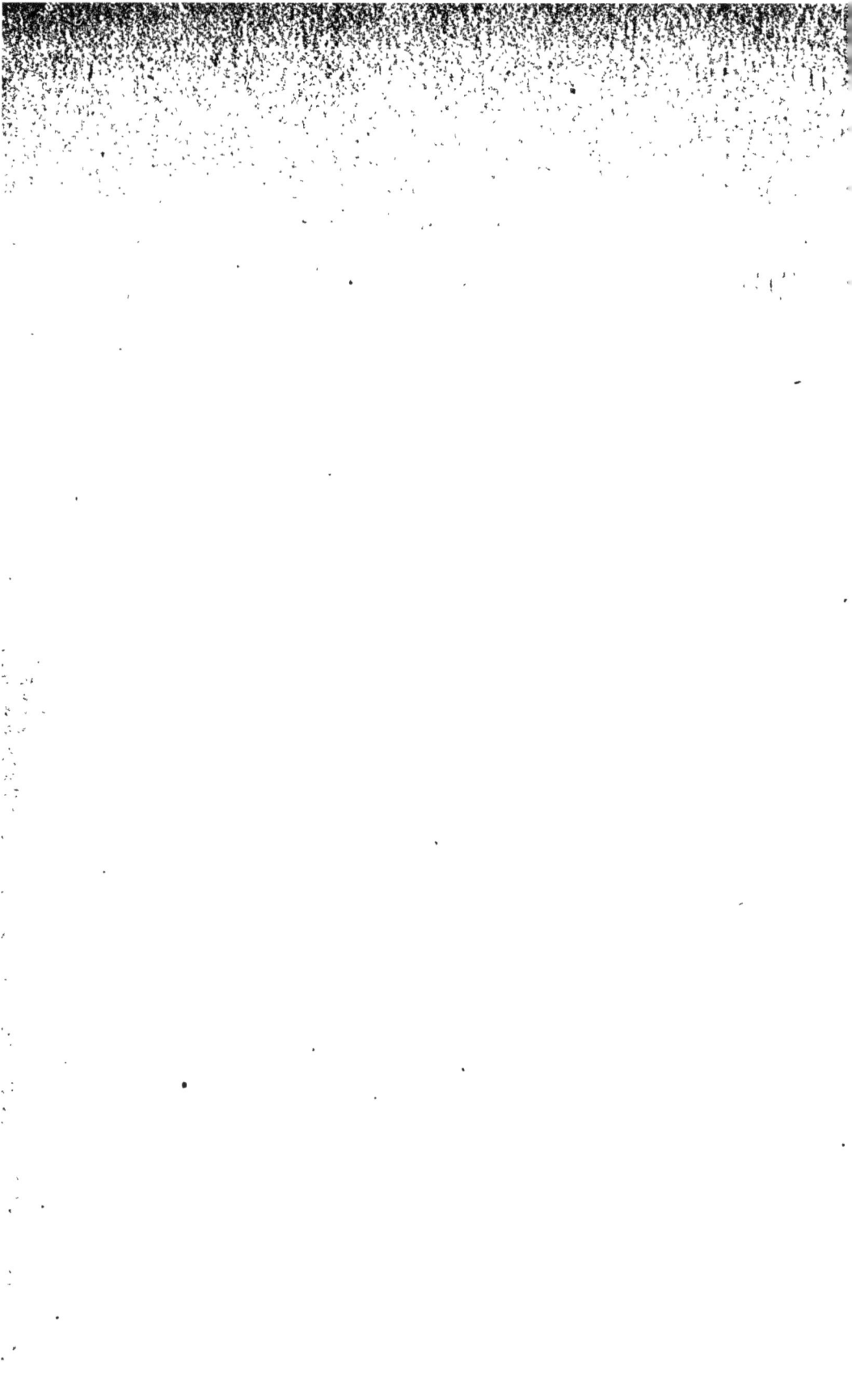

AVANT-PROPOS

Avant d'aborder notre sujet, il est un devoir que nous avons à cœur de remplir : c'est d'adresser publiquement à tous nos maîtres de la Faculté et des hôpitaux de Montpellier l'expression de notre profonde gratitude pour les excellentes leçons et les bons conseils qu'ils n'ont cessé de nous prodiguer et dont nous garderons un inoubliable souvenir.

Tout d'abord, que M. le professeur agrégé Vires, qui nous a inspiré cette thèse et a bien voulu nous aider de ses conseils, soit assuré tout particulièrement de notre entier dévouement pour les nombreuses marques de bienveillance et de sympathie que nous avons toujours reçues de lui.

Nous adressons également à M. le professeur Forgue l'expression de notre vive reconnaissance pour les marques d'intérêt qu'il nous a toujours témoignées et pour l'enseignement dévoué qu'il nous a prodigué pendant tout le temps que nous avons été attaché à son service.

Nous prions M. le professeur Carrieu, qui nous fait le très grand honneur d'accepter la présidence de notre thèse, de croire à l'assurance de notre profonde admiration et à toute notre reconnaissance.

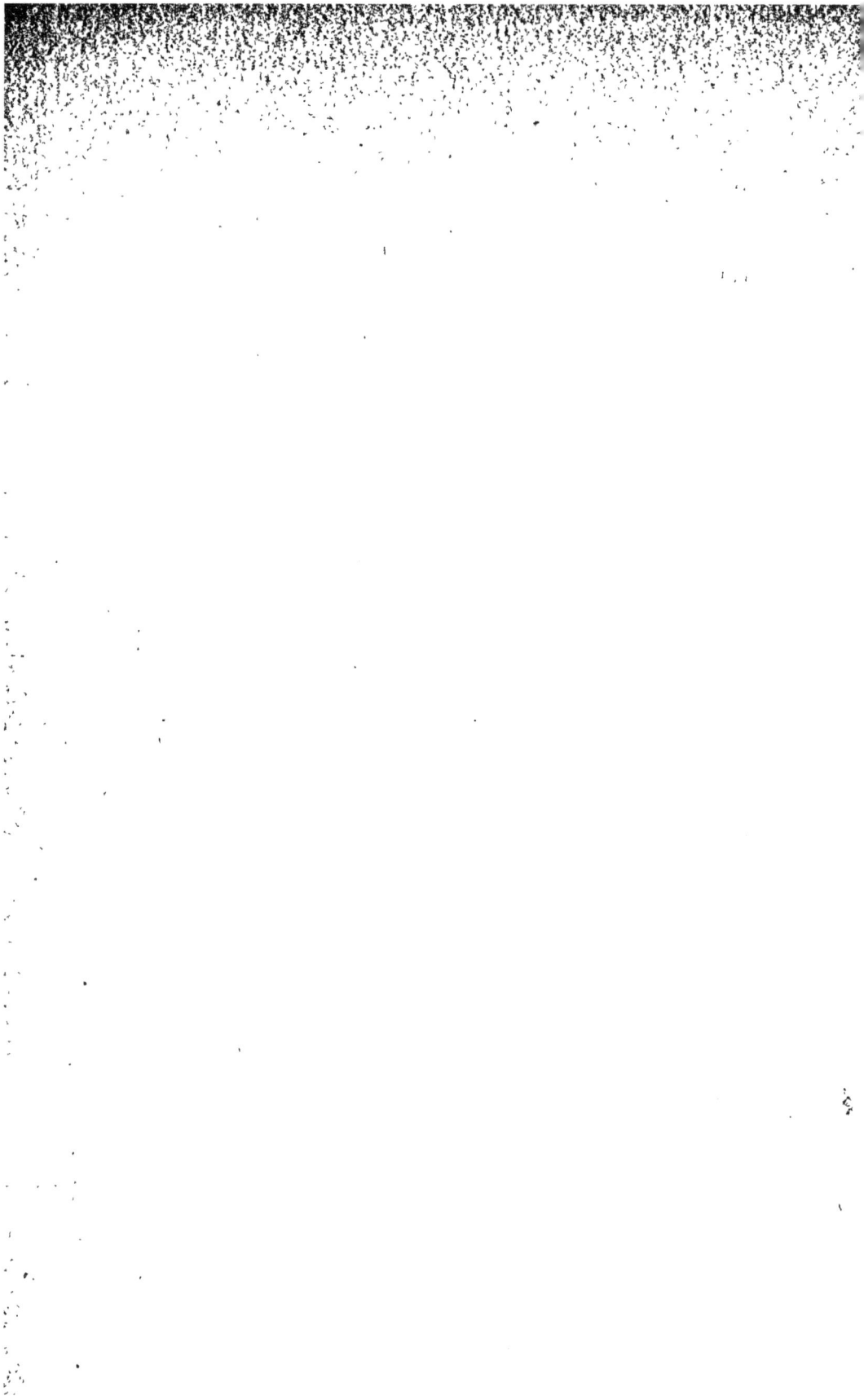

LES
TROUBLES NERVEUX PÉRIPHÉRIQUES

AU DÉBUT

DE LA TUBERCULOSE PULMONAIRE

INTRODUCTION

On distinguait autrefois, avec Laënnec (1) et Andral (2),
trois périodes successives ou degrés dans l'étude anatomo-cli-
nique de la tuberculose pulmonaire : 1° une première période,
caractérisée symptomatiquement par de la submatité légère, de
la rudesse inspiratoire, de l'exagération prolongée, de la bron-
chophonie diffuse, des craquements, signes physiques qui traduisent la présence au sommet des poumons des tubercules
durs, encore à l'état de crudité ; 2° une seconde période avec
une matité vraie, une respiration soufflante, des râles sous-cré-
pitants, c'est la phase de ramollissement ou de fonte des tubercules ; 3° une troisième période enfin avec de la matité ou

---

(1) Laënnec. — Auscultation médiate, édition de 1837, 2° vol.,
p. 144, 155.
(2) Andral. — Phtisie pulmonaire, Paris, 1826, et Pathologie interne, 1840.

de la sonorité exagérée, un souffle caverneux, des râles caverneux, c'est la période de cavernisation.

Cette division répond à l'évolution de la lésion pulmonaire elle-même, mais seulement à partir du moment où elle devient perceptible par l'examen stéthoscopique. Or, bien avant qu'il apparaisse au sommet des poumons des modifications précises du bruit respiratoire, les sujets tuberculeux présentent des phénomènes pathologiques divers, extrêmement importants à connaître pour le diagnostic précoce, parce qu'ils traduisent déjà une atteinte profonde de l'être tout entier par l'infection tuberculeuse.

C'est pourquoi nous ajouterons avec Fournet (1) et Grancher (2) une nouvelle période, qui commence au moment même de l'invasion du bacille de Koch jusqu'à la formation parfaite du tubercule : c'est la phase prétuberculeuse ou de germination, phase occulte, qui ne se révèle point par des signes stéthoscopiques précis permettant de porter dès le début un diagnostic ferme de tuberculose pulmonaire. Elle peut même simuler un certain nombre d'autres affections et contribuer beaucoup à égarer nos recherches. Ainsi, nous distinguons la prétuberculose de la prébacillose, les prétuberculeux étant déjà porteurs de nombreux bacilles, mais ne présentant pas encore des tubercules adultes au sommet des poumons.

Cette phase initiale avait été décrite par Bayle (3), qui écrivait dès 1810 : « Je crois qu'on devrait admettre avant la phtisie commençante, qui date de l'époque où le malade éprouve

---

(1) Fournet. — Recherches cliniques sur la première période de la phtisie pulmonaire, 2ᵉ partie, 1839, p. 910, 919.

(2) Grancher. — Maladies de l'app. resp. Tuberculose et auscultation, 1890.

(3) Bayle. — Recherches sur la phtisie pulmonaire, 1810.

la toux, la gêne pectorale, des mouvements fébriles...., qu'on devrait admettre, avant cette époque, un temps où cette maladie serait désignée sous le nom de phtisie occulte, parce que dans plusieurs espèces, avant l'instant où se manifestent les premiers symptômes, il est un intervalle pendant lequel le malade, qui a déjà le poumon profondément lésé, paraît encore jouir de la meilleure santé.

Notre maître, M. le professeur Vires, dans une série de leçons sur le diagnostic de la tuberculose au début (1), a particulièrement insisté sur ce qu'il faut entendre par période occulte ou de germination : « Toutes les maladies microbiennes, dit-il, présentent une période d'incubation, période de durée plus ou moins longue, mais précédant la constitution des lésions, qui, en quelques cas, deviennent la marque de la maladie...

» La bacillose n'échappe pas à cette loi générale. Parfois l'incubation est rapide, c'est lorsque l'envahissement de l'organisme par le microbe de Koch est brutal, massif, considérable, par voie sanguine, le plus souvent donnant alors des syndromes hyperthermiques aigus.

» Parfois, l'incubation est moins bruyante et moins complète, c'est lorsque l'inoculation de l'organisme par le bacille est plus lente, se fait par à-coups, par voies détournées, avec des étapes prolongées, qui sont autant de crans d'atténuation réactionnelle, ou encore suivant la faible virulence du bacille et la vigoureuse défense du terrain vivant imprégné.

» Cette période d'incubation correspond à la phtisie occulte de Bayle, à la période de germination de Grancher.

» On pourrait l'appeler période de tuberculisation parce que

_____

(1) Ces leçons ont été faites à l'Hôpital général de Montpellier en février et mars 1901, et ont été publiées, en 1903, dans le *Montpellier Médical*, t. 16 et 17.

c'est moins les rares bacilles qui suscitent les dépenses fonctionnelles, générale et locale, que les produits solubles, les toxines, les tuberculines sécrétées par eux et qui vont provoquer
toutes les activités réactionnelles de l'envahi. »

A ce moment, il est difficile, par le seul examen des sommets, de soupçonner l'existence des lésions pulmonaires. Il
y aurait cependant un grand intérêt pour le malade à pouvoir
dépister de très bonne heure l'infection bacillaire commençante, car, l'on sait bien aujourd'hui que la lutte contre cette ter-
rible affection est d'autant plus efficace que l'on est moins
éloigné de son début.

La précocité du diagnostic a donc une importance capitale :
« Or, pour établir ce diagnostic, écrit M. le professeur Virès,
il nous importe d'élargir les données classiques.

» Sans doute, l'auscultation reste un merveilleux instrument
de précision diagnostique : grâce aux travaux de Fournet et
surtout de Grancher, elle nous révèle les anomalies respiratoires, dont la connaissance simplifie singulièrement le problème
en éclairant d'un jour nouveau leur valeur quasi-spécifique,
en nous montrant leur étroite corrélation avec les premières
relations suscitées dans le parenchyme par la greffe bactérien-
ne depuis peu de temps développée.

» Mais l'auscultation diagnostique la lésion locale ; elle ne
diagnostique pas le malade et cela est autrement difficile et
complexe. » Or, le diagnostic ne saurait être exclusivement pulmonaire et local. Nous ne devons pas attendre pour instituer
notre thérapeutique que la lésion pulmonaire se traduise par
des signes thoraciques précis. Pour dépister les premières phases de l'invasion bacillaire, nous devons tenir compte des signes généraux, des signes initiaux qui traduisent les réactions
de l'organisme.

A cette période de germination, on peut donc arriver à se
faire une opinion en considérant l'ensemble des modifications

réactionnelles et des altérations pathologiques que l'infection bacillaire fait subir à toute l'économie. Bien avant la formation définitive du tubercule, il y a lutte constante entre le bacille qui imprègne l'organisme de ses toxines et celui-ci qui leur oppose ses forces défensives.

Le système nerveux est un des points de l'économie sur lequel retentit le plus fréquemment ce travail primitif d'infection bacillaire. Il en résulte des perturbations nerveuses qui sont sous la dépendance étroite de la lésion encore latente du poumon. Nous verrons dans le chapitre suivant que ces troubles nerveux ont été observés à une phase quelconque de l'affection pulmonaire, mais que certains, par leur présence au début de la maladie et leur interprétation précoce, peuvent nous mettre de très bonne heure sur la voie du diagnostic.

« S'il fallait exposer ici, dit Vergely, dans son rapport au Congrès de Montpellier, en 1898, toutes les variétés de troubles nerveux qui précèdent l'apparition de la tuberculose pulmonaire ou se montrent dans la période de germination de façon à en masquer les débuts, nous aurions besoin de longues pages... »

C'est l'ensemble des principaux troubles nerveux périphériques, survenant au début de la tuberculose pulmonaire que nous nous sommes proposé d'étudier dans ce modeste travail. Nous avons voulu montrer qu'il existe au début de l'affection bacillaire des désordres nerveux dont la connaissance nous permettra de dépister la maladie de très bonne heure.

Voici le plan que nous avons adopté pour cette étude :

CHAPITRE I. — Nous donnons un historique des troubles nerveux que l'on rencontre au cours de la tuberculose pulmonaire en mentionnant plus particulièrement ceux qui ont été regardés comme des symptômes du début de l'affection.

CHAPITRE II. — Nous nous occupons exclusivement de l'é-
tude clinique des troubles nerveux qui précèdent la tuberculisation pulmonaire et qui sont contemporains de la première
période.

CHAPITRE III. — Nous consacrons ce dernier chapitre à l'é-
tude pathogénique de la question et nous résumons les différentes idées qui ont été émises sur la nature de ces troubles.

CHAPITRE PREMIER

HISTORIQUE

Les médecins de la plus haute antiquité connaissaient les troubles nerveux périphériques des tuberculeux. On en trouve une description remarquable dans les livres hippocratiques. Un siècle avant l'ère chrétienne, Arétée avait déjà signalé chez les tuberculeux, les douleurs du cou et de la nuque. Mais il faut arriver jusqu'à notre époque pour voir ces manifestations nerveuses faire l'objet d'une étude spéciale. La fréquence de ces troubles au début et au cours de la tuberculose pulmonaire a vivement attiré l'attention des auteurs modernes qui ont étudié avec soin leurs caractères cliniques et ont émis sur leur pathogénie de nombreuses hypothèses.

Ainsi, Bassereau et Valleix, en 1840 et 1841, avaient déjà signalé les névralgies intercostales d'origine tuberculeuse. Un peu plus tard, Bourdon étudia soigneusement les douleurs thoraciques qui apparaissent dans la première période de la tuberculose.

En 1856, Beau donna une description exacte de ces névralgies intercostales, il signala des douleurs précoces survenant au niveau des articulations, qu'il nomma « arthralgies des phtisiques ». Il étudia, en outre, sous le nom de « mélalgies », les douleurs vagues qui siègent dans les membres de ces malades.

Vers la même époque, Günsbourg, en Allemagne, Walshe,

puis Williams, en Angleterre, décrivent ces accidents douloureux de l'invasion tuberculeuse.

En 1863, von Bœrensprung étudia pour la première fois le
zona et les douleurs qui l'accompagnent au cours de la phtisie.

L'année suivante, Leudet rechercha les manifestations nerveuses périphériques chez plus de deux mille tuberculeux et
consigna ses résultats dans un mémoire. Il insiste dans ce
travail sur les troubles d'hyperesthésie ou d'anesthésie, sur les
troubles moteurs et vaso-moteurs que présentaient ses sujets.
Plusieurs de ces troubles sont des signes précurseurs ou contemporains de la première période de la phtisie.

En 1866, Peter reprend la question et donne une étude cir-
constanciée des troubles de la motilité et de la sensibilité. Il est
le premier à expliquer la névralgie intercostale des tuberculeux par une altération des nerfs périphériques.

Perroud, en 1872, signale la névralgie du trijumeau chez les
bacillaires. Nous verrons dans la suite qu'elle peut précéder
les signes thoraciques. Deux ans plus tard, Guéneau de Mussy et Hahn s'efforcent d'expliquer la pathogénie des complications nerveuses au cours de la tuberculose.

En 1877, Eischorst démontre l'existence de lésions nerveuses périphériques dans la tuberculose. La même année, Peter
rattache la mélalgie à un processus morbide des cordons posté-
rieurs de la moelle. Enfin, en 1879, dans sa Clinique médicale,
il donne une étude d'ensemble sur les désordres nerveux des
phtisiques et attire tout particulièrement l'attention sur la fréquence de la névralgie sciatique au début de la tuberculose
pulmonaire.

Leudet publie, en 1878, un travail important sur « le zona
et les troubles des nerfs périphériques dans la tuberculose pulmonaire ». Il publie quatre observations de névralgies d'origine tuberculeuse.

En 1879, Eisenlohr publie l'observation d'un phtisique dont la paralysie occupe les membres inférieurs ; l'autopsie ne révèle aucune lésion médullaire, mais des lésions de névrite dégénérative dans les membres paralysés. Joffroy rapporte le cas d'un tuberculeux paralysé des quatre membres ; à l'autopsie, on ne trouve que des altérations nerveuses périphériques de dégénérescence. La même année, Altemaire étudie les troubles périphériques de la sensibilité des phtisiques et donne un résumé très complet de la question. Friot étudie plus spécialement la sciatique des tuberculeux.

Landouzy, en 1883, consacre une partie de ses leçons cliniques à l'étude de la sciatique d'origine tuberculeuse. Il en rapporte quatre ou cinq cas et regarde cet accident comme un symptôme précoce de tuberculisation.

A la même époque, Strümpell et C. Müller signalent la coïncidence de la tuberculose avec la polynévrite, mais leurs observations n'ont point une grande valeur, car leurs sujets étaient tous alcooliques. Vierordt publie, la même année, trois observations de névrites périphériques chez des tuberculeux.

Dreyfous, en 1884, reprend l'étude des névralgies chez ces malades.

En 1886, Pitres et Vaillard font paraître un important travail d'ensemble sur ces questions ; ils fournissent onze observations de troubles nerveux chez des tuberculeux. Dans tous les cas, ils ont trouvé les lésions de névrites périphériques qui jettent un jour nouveau sur la pathogénie de ces troubles. Ils les classent en névrites latentes, névrites avec amyotrophies, névrites sensitives. La même année, Raymond réfute ces idées pathogéniques et cherche à établir l'origine centrale de ces manifestations nerveuses.

En 1887, Francotte rapporte une nouvelle observation de polynévrite tuberculeuse.

Boucher étudie l'anesthésie pharyngienne des tuberculeux et considère ce signe comme un des symptômes prémonitoires de la tuberculose.

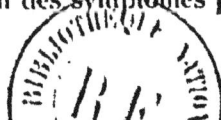

Dubreuilh publie l'observation d'une polynévrite chez un phtisique. Presque en même temps, Sukling signale un cas semblable en Angleterre.

En 1888, Hérardt, Cornil et Hanot, dans une monographie sur la phtisie, exposent toutes les connaissances de leur époque sur les troubles nerveux des tuberculeux. Cette année-là, Jappa observe un cas de tuberculose pulmonaire avec paralysie des extrémités. Moreau rapporte un cas identique sans autopsie. Bompard s'occupe de l'atrophie rapide des muscles thoraciques chez les tuberculeux.

L'année 1889 est féconde en travaux et observations. Raymond dirige de nouveau ses recherches du côté des lésions cérébrales et médullaires, n'acceptant pas la théorie des névrites périphériques primitives. Jappa signale un nouveau cas de paralysie des extrémités au cours de la tuberculose pulmonaire. Benoît et, quelques mois après Klippel, consacrent leur thèse à l'étude des amyotrophies. Ce dernier, pour la première fois, admet l'action des toxines microbiennes sur les muscles et les nerfs périphériques. Mais Babinsky reprend les idées de Landouzy et, dans une de ses leçons cliniques, renverse la théorie des névrites pour installer celle de la polyomyélite. Blocq et Marinesco ne veulent pas admettre l'intégrité des centres nerveux et voient également dans les lésions cellulaires du cerveau et de la moelle l'origine de ces troubles périphériques. A son tour, Déjenire détruit cette théorie en apportant des preuves anatomiques de névrite parenchymateuse typique, sans altérations des cellules médullaires.

En 1892, Delavau étudie dans sa thèse les névrites cervico-brachiales.

Weill, en 1893, montre qu'il existe chez les tuberculeux des manifestations nerveuses, présentant un caractère hystériforme. Il signale particulièrement chez eux l'hémihyperesthésie, l'hémianesthésie, le rétrécissement concentrique du champ visuel.

En 1894, la thèse remarquable Carrière fait date dans l'histoire de la question. Cet auteur signale onze observations de névralgies du trijumeau chez les tuberculeux.

En 1895, Gastou publie une observation d'un phtisique présentant des troubles trophiques des extrémités avec troubles de la sensibilité syringomyélique.

Raymond, en 1896, rapporte un cas de névrite périphérique chez un tuberculeux alcoolique, Leclainché et Auclair publient des résultats expérimentaux. Carrière signale deux nouveaux cas avec examen histologique et expériences destinées à éclaircir la pathogénie de ces phénomènes.

En 1897, Gérard fait sa thèse sur les amyotrophies précoces des tuberculeux.

L'année 1898 voit paraître l'observation de Ballet, les études d'ensemble de Margoulis et d'Astié.

En 1899, nous trouvons les études de Schmidt, de Rossi, de Carrière, de la *Riforma medica*, la thèse de Desbonnes.

En 1900, nous avons le cas de Dufour, de Anglade, les travaux de Bois et Hurio, les thèses de Carcassonne et de Lesage.

En 1902, Villedieu prouve qu'il existe des sciatiques tuberculeuses dues aux toxines microbiennes.

La même année, Vaissade étudie la névralgie faciale tuberculeuse et admet son existence au début de la maladie.

En 1903, paraît la thèse de Le Breton sur la forme paralytique des névrites périphériques des tuberculeux.

De ce long exposé historique, destiné à établir la fréquence des troubles nerveux au cours de la tuberculose, nous ne voulons retenir qu'une chose : c'est que certains auteurs ont plus particulièrement insisté sur l'apparition précoce de quelques-uns d'entre eux. Ce sont ces derniers, et ceux-là seulement que nous étudierons dans le chapitre suivant.

CHAPITRE II

SYMPTOMATOLOGIE

« Les troubles nerveux, dit Hanot, jouent un rôle important dans la phtisie pulmonaire, surtout à une période avancée. »

Nous n'avons pas à envisager ces manifestations nerveuses qui surviennent aux dernières périodes de la tuberculose. Nous n'aurons en vue que les troubles nerveux avant-coureurs de l'affection pulmonaire, ceux qui signalent le début de la greffe bacillaire dans le poumon, ou, à l'extrême rigueur, ceux qui sont contemporains des premiers symptômes thoraciques encore vagues et peu précis.

Dès le début de la tuberculose pulmonaire, toutes les parties du système nerveux peuvent être atteintes par la toxi-infection bacillaire et cette intoxication tuberculeuse peut porter aussi bien sur le système nerveux de la vie de relation que sur celui de la vie organique. Il en résulte des troubles variés dans les différentes fonctions, sensibilité, motilité, trophicité, vaso-motricité et réflectivité, qui peuvent être intéressées dans leur domaine respectif et à des degrés inégaux.

Quels sont les caractères les plus généraux de ces troubles nerveux ? Disons tout de suite qu'aucune loi ne préside à leur apparition et que leur siège est éminemment variable. Tantôt ils apparaissent dans tout l'organisme et tantôt ils sont localisés à l'une de ses parties. Il est bien rare que l'on trouve une systématisation topographique ; un de leurs caractères les plus constants est leur diffusion.

I

Système nerveux de la vie de relation

§ I. — Troubles de la sensibilité

La physiologie nous apprend que les impressions sensitives sont de deux ordres. Les unes nous mettent en rapport avec le monde extérieur ; elles nous viennent du dehors, ce sont les sensations externes. Les autres semblent viscérales, obtuses : elles nous révèlent l'état de nos propres organes, nous mettent en rapport avec les besoins de notre organisme ; elles montent du dedans, ce sont les sensations internes.

Les premières sont générales ou sensorielles. Les sensations internes sont celles de faim et de soif et les sensations sexuelles.

L'infection tuberculeuse modifie chacune de ces sensations. Aussi aurons-nous à nous demander dans ce paragraphe ce que deviennent, à la période occulte du début la sensibilité générale, la sensibilité sensorielle et les sensations internes des tuberculeux pulmonaires ; quelles modifications pathologiques entraîne la brusque invasion du microbe de Koch.

A. — Sensibilité générale.

Les troubles de la sensibilité générale sont fréquemment observés au début de la tuberculose pulmonaire. Dès 1832, Bourdon étudie avec soin les douleurs thoraciques qui apparaissent dans les premières périodes de la tuberculose, il montre leurs

relations au point de vue du siège, de l'intensité, de l'étendue
avec l'évolution des lésions pulmonaires. Il les décrit comme
étant fugaces, intermittentes, mal limitées. Elles suivent, parfois un trajet continu et sont alors plus tenaces. Elles rendent
la percussion douloureuse, les secousses de la toux, les mouvements respiratoires pénibles et même le décubitus intolérable.
Il faut distinguer les douleurs spontanées et les douleurs provoquées.

Les douleurs spontanées réalisent toutes les formes de la sensibilité douloureuse : elles sont térébrantes, rongeantes, rapi-
des, fulgurantes comme chez les ataxiques ou crampoïdes comme chez les hyperchlorhydriques. Elles s'observent au tronc,
au tronc et aux membres, aux membres seuls. Au tronc, la
douleur prend la forme du point de côté, à un degré moindre
que celui de la pneumonie, ou bien ce sont des douleurs dif-
fuses, névralgiformes, ou encore des picotements, des fourmillements, quelquefois même une douleur vague de tension,
une sensation de gêne considérable.

Les douleurs provoquées se montrent surtout au commence-
ment ; elles se font sentir seulement par la pression ou même
par un léger attouchement. Parfois le frôlement d'une couver-
ture ou d'un drap suffit à éveiller de vives douleurs cutanées.
Cette hypéresthésie peut se localiser aux téguments, rester su-
perficielle ou, au contraire, siéger dans les masses musculaires
sous-jacentes, quelquefois même dans le tissu osseux.

Tels sont les caractères généraux des troubles sensitifs au
début de l'affection pulmonaire. Etudions à présent d'un peu
plus près chacun de ces désordres nerveux.

1° DOULEURS SPONTANÉES. — NÉVRALGIES. — Les névralgies
que Weill et Carrière rencontrent chez les tuberculeux dans
70 pour 100 des cas, peuvent atteindre tous les nerfs et siéger
à la tête, au thorax, aux membres supérieurs ou inférieurs.

Ces douleurs à formes névralgiques et à siège fixe intéressent surtout le trijumeau (Perroud, Carrière), les nerfs intercostaux (Perroud), le cubital (Leudet, Dreyfous), le médian (Perroud), le radial, les branches cervico-brachiales, lombo-abdominales, le crural, le petit sciatique (Leudet), le grand sciatique (Friot, Landouzy).

a) *Douleurs de la tête.* — A la tête, le trijumeau est un des nerfs le plus souvent en cause. Déjà Perroud, en étudiant les névralgie des phtisiques, avait fait de la névralgie trifaciale, un bon signe de début de l'affection. Carrière l'a trouvée 11 fois sur 57 tuberculeux examinés. Toutes les branches du nerf ne sont pas également atteintes ; c'est le nerf sus-orbitaire qui est le plus souvent intéressé. Perroud a surtout rencontré la névralgie fronto-temporale. On peut aussi voir les trois branches du trijumeau prises à la fois et, dans ce cas, c'est du côté gauche qu'on l'observe généralement. Il n'est pas rare de rencontrer une névralgie bi-latérale, surtout quand le nerf sus-orbitaire est touché.

La douleur n'est point continue, mais présente des exacerbations qui, d'après Perroud, surviendraient le matin au réveil, d'après Carrière, se montreraient surtout la nuit. Cette douleur est très mobile, elle apparaît, elle disparaît sans cause appréciable ; elle n'offre point les caractères de la névralgie faciale ordinaire avec les points particulièrement douloureux que Valleix a décrits.

Cette douleur est augmentée par les mouvements de mastication ou par le froid. Elle s'irradie dans le cou, dans la nuque, au point que le malade évite de remuer la tête. Au moment des paroxysmes douloureux, on peut observer des troubles du côté des organes des sens. On voit quelquefois une surdité à peu près complète du côté atteint et qui persiste longtemps après la disparition de la douleur. Du côté des yeux on constate du larmoiement, des troubles palpébraux. C'est surtout à l'âge adulte que l'on rencontre cette complication. Le sexe paraît être sans influence, mais le tempérament joue un grand rôle : les malades qui en sont porteurs sont généralement des névropathes.

b) *Douleurs du thorax.* — La névralgie intercostale est moins fréquente que la névralgie faciale, car il faut distinguer des douleurs qui suivent exactement le trajet d'un nerf intercostal, l'hyperesthésie diffuse de la peau ou des plans sous-jacents, qui peut aussi siéger sur le thorax. La marche et les caractères de la névralgie intercostale offrent les mêmes allures que la névralgie faciale. Elle présente la même mobilité et les mêmes paroxysmes. Son siège exact est très variable ; le plus souvent, on l'observe au niveau des deuxième, troisième, quatrième et cinquième espaces.

Beau (1) insistait sur une douleur qui existe au sommet du thorax et se révèle surtout en avant sous la clavicule. Elle s'accompagne d'une hyperesthésie de la paroi à la percussion, peut produire des irradiations jusqu'au plexus cervical et brachial, retentir jusque dans le bras et la région sus-claviculaire. Cette douleur, lorsqu'elle est continue et tenace, est un bon signe du début de la tuberculose pulmonaire. Le cas suivant en est un exemple frappant.

---

(1) Beau. — Journal des connaissances méd. Janvier 1856.

OBSERVATION PREMIÈRE

(Personnelle)

Déj... Pascal, 47 ans, tonnelier, se présente le 3 janvier 1906, à la consultation gratuite de l'Hôpital Général.

Antécédents héréditaires. — Sans importance.

Antécédents personnels. — Grippe il y a 16 ans. Pas d'alcoolisme, de paludisme ou de saturnisme. Pas de syphilis.

Se plaint d'une douleur survenue depuis deux mois environ dans la région sous-claviculaire droite. Cette douleur s'irradie en arrière du côté de l'omoplate, en haut vers le cou et la nuque, vers le moignon de l'épaule et la face postéro-externe du bras et de l'avant-bras jusqu'au poignet. C'est une douleur sourde, rongeante avec exacerbations nocturnes très violentes.

Le malade tousse depuis huit jours seulement, ne crache pas n'a pas de fièvre, de sueurs, de diarrhée. État général relativement **bon**.

Il présente, en outre de ces douleurs névralgiques, une atrophie très marquée des muscles scapulo-thoraciques, à droite. Le grand pectoral, de ce côté, a presque complètement disparu. Nous notons le phénomène du myoïdème.

Examen des poumons. — A la percussion, pas de matité ou de submatité, mais seulement une impression de résistance au doigt, à droite, en avant et en arrière.

A l'auscultation : inspiration rude, saccadée, expiration prolongée à droite ; à gauche obscurité respiratoire, vibrations légèrement augmentée au sommet droit.

Cette atrophie musculaire très prononcée et ces douleurs névralgiques ne sont point en rapport avec l'étendue des lésions pulmonaires qui se révèlent à peine à l'examen stéthoscopique du malade. Celui-ci qui pensait être atteint de douleurs rhumatismales et avait essayé toutes sortes de moyens pour s'en débarrasser, fut fort étonné de se voir traiter pour une affection pulmonaire.

c) *Douleurs provoquées du thorax.* — On trouve encore aux sommets et sur les parties latérales de la poitrine des douleurs provoquées par la palpation ou la percussion et dont l'existence aide puissamment au diagnostic de l'affection tuberculeuse. « La douleur provoquée des premiers nerfs intercostaux, disait Beau en 1849, existe comme un symptôme habituel, sinon constant, de la phtisie pulmonaire. » Et il ajoute que ce symptôme de la douleur provoquée est précieux dans les cas suivants :

» 1° Lorsque la tuberculisation pulmonaire se complique de bronchite généralisée (asthme, bronchite capillaire, etc).

» On sait qu'alors les râles de la bronchite viennent masquer les bruits anormaux liés à la tuberculisation des poumons. On est souvent alors très embarrassé pour formuler un diagnostic, surtout pendant la recrudescence de la bronchite.

» Dans ce cas la douleur des premiers espaces intercostaux annoncera un travail inflammatoire des nerfs intercostaux qui trahira la présence des tubercules dans le sommet du poumon.

» 2° Ce symptôme sera non moins important dans les cas si nombreux où le mal est peu avancé, où il est rendu probable par les signes rationnels ordinaires du début de la phtisie, sans qu'il puisse s'appuyer encore sur les signes donnés par l'auscultation et la percussion. Le nerf intercostal peut alors être considéré comme un instrument délicat de précision qui, sous la pression du doigt, indique ce qui se passe dans la plèvre d'abord, et ensuite dans le poumon. »

Ces douleurs sont donc précieuses dans une bronchite suspecto, forme sous laquelle se manifeste souvent la phase tout à fait initiale de l'infection tuberculeuse.

Et Peter (1) dit à son tour : « C'est parce que cette douleur des sommets de la poitrine a une haute signification, c'est parce qu'elle est invariablement, sinon toujours, liée à la tuberculisation du sommet des poumons, qu'elle vous conduira à la rechercher et à la découvrir chez les séniles.

» La douleur du sommet de la poitrine est un des faits les plus nécessaires de la tuberculisation pulmonaire ; elle en est un des symptômes les plus constants, et, par là, un des signes les plus probants. Fiez-vous y donc. »

Il y a là, en effet, un bon signe de probabilité dont nous devons étendre et élargir la valeur.

On décrivait autrefois des névralgies intercostales chloro-anémiques que l'on distinguait des névralgies symptomatiques de la tuberculose pulmonaire. Les premières, les chlorotiques, siégeaient aux 4e, 5e et 6e espaces intercostaux et affectionnaient surtout le côté gauche du thorax. Les secondes, d'origine tuberculeuse, siégeaient aux 1er, 2e et 3e espaces intercostaux et plus souvent à droite qu'à gauche de la poitrine.

Or, nous savons aujourd'hui que la chlorose est souvent, sinon toujours, de nature tuberculeuse. Comme la sténose mitrale, le nanisme mitral, elle est monnaie héréditaire de la tuberculose. Elle est « comme une tuberculose relativement épargnée, qui a trouvé grâce devant les premières rigueurs de l'hérédité ». Dès lors, le cadre s'élargit encore de ces acquisitions nouvelles et ainsi s'augmente et s'étend, pour ainsi dire, l'importance de ce symptôme.

La marche et le siège des douleurs correspondent exactement à la marche et au développement asymétrique des tuber-

_____

(1) Peter. — Leçons de clinique médicale, 1879.

cules pulmonaires ainsi qu'à leur évolution. Il s'ensuit donc qu'on reconnaîtra facilement les points de côté de la tuberculose à la marche graduellement descendante des douleurs et à leur siège asymétrique.

Enfin, l'on rencontre au début de la tuberculose pulmonaire, à la face antérieure et à la face postérieure du thorax, des points douloureux isolés et distincts de ceux que Valleix a décrits dans la névralgie intercostale. Nous voulons parler du point sternal et des points spinaux.

Nous avons vu précédemment que l'exploration manuelle, la palpation, la percussion, la pression du doigt dans les espaces intercostaux provoquaient des réactions douloureuses et pénibles, mais le siège de ces douleurs n'était pas nettement circonscrit à un point. Les points sensibles dont il est question à présent sont très limités, ils sont souvent entièrement recouverts par le bout du doigt.

Le point sternal a été étudié pour la première fois par Goyard, de Lyon, en 1867 (1). Il apparaît souvent à une époque très peu avancée de la maladie, alors que les signes physiques ne peuvent faire naître que des soupçons. Il sera donc, dans quelques cas, d'un certain secours pour le diagnostic précoce.

C'est une violente douleur qui n'est jamais spontanée, mais qu'on provoque facilement par la pression de la partie inférieure du sternum, à la réunion du cinquième inférieur avec les quatre cinquièmes supérieurs. Lorsque, chez les tuberculeux, on presse avec la pulpe du doigt au niveau de ce point, on provoque une douleur atroce, que le malade compare à la

_____

(1) Goyard. — Annales de la Soc. des sciences méd. de Lyon, t. VII, 1867-68.

perforation de la poitrine. Il peut quelquefois se produire, en même temps que la douleur, des quintes de toux et des vomissements. Cette douleur provoquée est horrible et rappelle l'angoisse de l'angine de poitrine. Le plus souvent, les malades ignorent la sensibilité douloureuse de cette région, car on ne constate en ce point aucun signe objectif qui puisse le révéler, ni rougeur, ni gonflements, ni modifications des téguments ou des tissus sous-cutanés.

En second lieu, il faut signaler les points spinaux décrits par Leudet et qui sont plus rares que le point sternal. Il faut, pour le déterminer, presser l'apophyse épineuse de la troisième ou quatrième vertèbre dorsale et on provoque cette douleur très vive dont parle cet auteur. Le point spinal, comme le point sternal, est très circonscrit et jamais spontané.

d) Douleurs des membres inférieurs. Névralgie sciatique. — Leudet, Perroud, Friot et Landouzy ont établi la fréquence des névralgies sciatiques au cours de la tuberculose pulmonaire. Carrière a rencontré 11 fois cette névralgie sur 57 malades et 6 fois elle était bilatérale. Mais la douleur sciatique peut, dans certains cas, être considérée comme un symptôme révélateur de l'affection pulmonaire, alors que les signes physiques sont encore peu accentués ou douteux.

On sait que Landouzy regardait la névralgie sciatique comme un symptôme prodromique de la tuberculose : « Songez, disait-il, qu'en plus d'une occasion la sciatique pourra vous inviter, soit à redouter, soit à dépister une tuberculose commençante. » Peter, dans sa *Clinique médicale*, dit qu'elle peut nettement coïncider avec le début de l'infection pulmonaire et rapporte deux observations typiques de sciatique tuberculeuse, que nous résumons en quelques lignes :

OBSERVATION II

X..., grand industriel, 50 ans.

Pas d'antécédents personnels.

Souffrait depuis peu d'une névralgie sciatique.

Toussait depuis le début de cette affection. Rien à l'auscultation, pratiquée avec d'autant plus de soin que la toux était quinteuse et coquelucho:de. On recherche avec soin les moindres indices d'une tuberculisation des sommets pulmonaires ou des ganglions bronchiques. Une cure thermale amène une amélioration de cette névralgie.

L'hiver suivant, craquements humides au sommet droit, puis au sommet gauche ; signes nets de ramollissement. Il y a donc un an que ce malade tousse et six mois seulement que la tuberculisation s'est enfin révélée par ses signes physiques.

C'est là un type de tuberculose apyrétique qui a débuté en même temps qu'une sciatique.

Voici un autre cas, rapporté par Peter, de sciatique concomitante du premier stade de l'affection pulmonaire :

OBSERVATION III

Y..., 47 ans, contre-maître dans une grande maison industrielle. A une laryngite chronique depuis 18 mois. Il y a cinq mois, le 1er avril 1879, a eu un abcès de la marge de l'anus, lequel s'est ouvert spontanément, produisant une fistule borgne externe.

Le 25 juillet, une violente sciatique se manifeste à droite, alors que guérissait la fistule qui d'ailleurs siégeait du côté opposé à la névralgie.

Depuis trois mois a maigri de 10 kilos. Matité au tiers supérieur du poumon gauche. Respiration saccadée. Craquements secs dans les efforts de toux. Un de ses fils, âgé de 13 ans, est atteint d'entéro-péritonite tuberculeuse depuis six mois.

Et Peter conclut : « Ainsi, la tuberculisation pulmonaire s'est démasquée chez le père à la suite d'une fistule à l'anus et d'une névralgie sciatique. »

C'est surtout vers l'âge moyen de la vie que l'on voit la sciatique coïncider avec le début de la tuberculose. Les deux malades de Peter avaient respectivement 47 et 50 ans.

Tenons donc en suspicion légitime tout individu qui vers la cinquantaine fait une sciatique, qu'elle soit unilatérale ou bilatérale, si elle résiste à la quinine et à l'antipyrine. Certes, elle peut être symptomatique d'une autre infection, d'une intoxication, d'une diathèse, d'une dyscrasie, mais quand nous aurons écarté l'alcoolisme, le saturnisme, le diabète et le rhumatisme chronique, nous songerons à l'affection tuberculeuse, surtout si cette névralgie survient vers 50 ans. Lagreletie, Friot et Peter ont insisté sur cette coïncidence. La cinquantaine est l'époque de la vie où la décadence organique s'accentue physiologiquement et où nous voyons par son fait chez le pauvre, survenir la tuberculisation.

Cette névralgie sciatique d'origine tuberculeuse diffère de la sciatique ordinaire, parce qu'elle est généralement plus aiguë ; elle s'accompagne très souvent d'engourdissement, de fourmillements dans le membre qui en est affecté. Sa durée est très variable : elle peut persister durant de longs mois ou disparaître après quelques semaines pour se faire sentir à nouveau de temps à autre. Elle résiste ordinairement à toute thérapeutique. La névralgie sciatique traduit donc la réaction du nerf vis-à-vis de l'infection bacillaire et par ce fait elle appartient aux signes avant-coureurs de la tuberculisation pulmonaire.

A côté des douleurs névralgiques spontanées, nettement limitées au trajet d'un nerf, il existe chez les tuberculeux, à la période initiale de la maladie, certaines douleurs des membres dont il est difficile de préciser le siège exact. Ces douleurs occupent, en effet, la totalité du membre sans que le malade puisse les localiser à la peau ou aux tissus sous-jacents. Elles sont donc bien différentes des hyperesthésies cutanées ou musculaires dont nous aurons bientôt à nous occuper. Elles ne peuvent également pas être rangées parmi les névralgies que nous avons déjà étudiées et qui suivent toujours les cordons nerveux. Beau a donné à ces phénomènes douloureux le nom de « mélalgies ».

La mélalgie n'a point de siège précis, c'est une douleur de totalité qui affecte surtout les membres inférieurs, c'est un sentiment douloureux que le malade accuse dans l'ensemble des tissus constituants, peau, muscles, os. Quelquefois, c'est une impression simplement pénible que les malades comparent à la fatigue générale que l'on éprouve dans les membres supérieurs après un travail musculaire excessif, à la suite d'un effort intense et de longue durée, ou dans les membres inférieurs par exemple après une très longue marche.

La douleur mélalgique a des exacerbations nocturnes, elle est alors très intense et très aiguë et cependant rien ne trahit au dehors ou n'explique ces sensations si pénibles, le membre ne présente aucun signe objectif appréciable, ni chaleur, ni rougeur, ni gonflement. Elle n'est guère augmentée par la pression, second caractère qui la distingue de l'hyperesthésie. Beau et Leudet comparent la douleur de la mélalgie à celles qui surviennent au cours du scorbut; mais Perroud n'accepte point ce rapprochement, car les douleurs des membres dans le scorbut lui paraissent exaspérées désagréablement, tandis que celles de la mélalgie le sont peu ou point. Quoi qu'il en soit, ces douleurs, qui sont très fréquentes au cours de la tuberculose, peuvent aussi se montrer dès le début de l'affection et servir à appuyer un diagnostic encore douteux.

Il faut rapprocher des douleurs de la mélalgie des accidents douloureux observés exclusivement au niveau des grandes articulations et auxquels Beau a donné le nom d' « arthralgie des phtisiques ». Plus récemment, Poncet a décrit ces manifestations articulaires, engendrées par l'infection tuberculeuse, créant ainsi le pseudo-rhumatisme tuberculeux.

Ces douleurs arthralgiques siègent au niveau des épaules ou des genoux. Elles ont des caractères qui varient avec les individus. Ainsi quelquefois la douleur est accusée comme une sensation de fatigue excessive, de brisement ou de courbature ; d'autres fois, elle est tellement vive et lancinante qu'il semble aux malades que leurs tissus se déchirent, que leurs os se cassent. Ces douleurs au niveau des jointures sont cependant rarement contemporaines de la première période de la phtisie. Nous n'en parlerons pas plus longuement afin de ne point sortir du cadre de notre sujet.

Nous arrivons maintenant à une autre forme de douleur que nous décrirons très brièvement parce qu'elle se rencontre plus fréquemment à la période de cachexie qu'à la période initiale de la maladie consomptive. C'est l'hyperesthésie des téguments, des systèmes musculaire et osseux.

1° *Hyperesthésie cutanée.* — Chez certains tuberculeux, la surface cutanée devient très sensible. Cette hyperesthésie apparaît sous forme de plaques symétriques, n'occupant que des territoires restreints. Perroud prétend que cette dermalgie siège de préférence à la partie postérieure des jambes, des cuisses,

3

puis aux membres supérieurs et au tronc. Elle peut coïncider avec des douleurs lancinantes sur le trajet des nerfs de la région. Un pincement léger de la peau, entre la pulpe des deux doigts, occasionne une vive douleur.

2° *Hyperesthésie musculaire.* — La myalgie de Gubler est un des phénomènes nerveux les plus communément observés, même au début de la tuberculisation pulmonaire. Elle consiste en des douleurs très aiguës, qui se produisent spontanément ou sous l'influence de la pression, de la contraction. Le pied, la main, la jambe et l'avant-bras sont le plus souvent indemnes, c'est là un caractère de ces douleurs survenant à la première période de l'affection. Elles se localisent généralement dans le grand pectoral, le trapèze, le grand dorsal, les muscles sus et sous-épineux, le carré des lombes, le sterno-mastoïdien, les scalènes, la masse sacro-lombaire et les fessiers. A une période plus avancée, ces mêmes troubles de la sensibilité siègent surtout dans les membres supérieurs et inférieurs et reconnaissent probablement une pathogénie différente.

3° *Hyperesthésie osseuse.* — La sensibilité des os est aussi très souvent augmentée chez les tuberculeux. Si l'on percute avec le doigt un os superficiel de ces malades, tels que le tibia par exemple, on détermine une douleur assez vive. Perroud et Leudet ont décrit l'hyperesthésie osseuse au niveau des apophyses épineuses des premières vertèbres. On la rencontre encore au niveau des condyles du fémur, de l'humérus, sur les os de la face de la jambe, du pied, sur l'omoplate et la clavicule, sur les os de la main.

Teissier, Charrin et Guignard ont montré que les douleurs osseuses des tuberculeux s'accompagnent de phosphaturie :

l'examen des urines pendant la période douloureuse donne
une augmentation des phosphates éliminés en 24 heures.

4° *Anesthésies.* — Nous venons de voir que la sensibilité
des tuberculeux peut être exagérée ; on peut aussi observer
chez quelques-uns, une diminution notable de cette sensibilité. L'analgésie ou l'anesthésie de certains territoires cutanés
ne sont pas rares ; l'insensibilité tactile est surtout prononcée
à la face antérieure des avant-bras, sous forme de plaques
éparses, qui changeront de place d'un jour à l'autre. Une
telle mobilité est un des grands caractères de ces troubles nerveux au début de la tuberculose.

Enfin, on peut quelquefois, mais beaucoup plus rarement,
observer un retard dans la perception douloureuse.

En résumé, lorsque un état général suspect, une asthénie
universelle, une hérédité tuberculeuse, un milieu et une existence tuberculogènes nous feront redouter une bacillose, les
troubles nerveux sensitifs, s'ils existent, serviront à fixer notre diagnostic.

Nous n'oublierons jamais de pratiquer avec soin l'examen
de la poitrine chez ces malades qui présentent une névralgie
faciale ou une douleur sciatique, dont la nature nous échappe.

Nous songerons à la tuberculisation possible des sommets,
toutes les fois que la percussion, la palpation simple des masses musculaires sus ou sous-épineuses sera pénible, mal suppor-
tée ; toutes les fois que la pression voulue des apophyses
épineuses des vertèbres cervico-dorsales sera douloureuse.
Nous y penserons surtout, si, en les mêmes points ou à la
base, sur les parties latérales, au niveau des sinus pleuro-dia-
phragmatiques, un malade, jeune ou vieux, accuse de la douleur, fugace ou tenace, ou simplement de l'hyperesthésie cutanée, musculaire ou osseuse, manifestement exagérée.

La sensibilité générale peut donc subir, à cette période, les diverses modifications pathologiques — exagération, diminution et déviation — que nous venons d'étudier et qui se traduisent par des douleurs névralgiques étendues ou par des placards très limités d'hyperesthésie, d'anesthésie ou de paresthésie. Elle n'est pas la seule à être lésée ; les perversions de la sensibilité sensorielle se rencontrent quelquefois au début de la tuberculisation, très souvent au cours de l'affection.

B. — *Troubles de la sensibilité sensorielle*

Nous laisserons de côté les troubles de l'audition, de l'olfaction et de la gustation, pour lesquels la question n'est pas encore très bien élucidée. Nous nous bornerons à décrire sommairement les troubles visuels et à dire, par la même occasion, quelques mots des troubles oculaires.

1° TROUBLES DE LA VISION. — a) *Rétrécissement concentrique du champ visuel.* — Weill (1) a étudié le premier, chez de nombreux tuberculeux, ce symptôme, quelquefois précoce, de l'atteinte du système nerveux. Sur 17 malades observés, il l'a rencontré 11 fois ; c'est donc un phénomène assez fréquent au cours de la tuberculose. Il s'était montré bilatéral 3 fois ; 5 fois il fut très prononcé, à tel point que dans deux cas, le plus grand diamètre du champ de la vision occupait 1 à 2 centimètres. Le rétrécissement du champ visuel accompagne le plus souvent l'hyperesthésie musculaire et cutanée, mais il peut la précéder. Il s'observe généralement chez les tuberculeux nerveux, chez tous les malades prédisposés aux névroses

---

(1) Weill. — Revue de médecine, 1893.

par leur hérédité. La perception des différentes couleurs dans le champ visuel peut être aussi altérée.

b) *Abolition de la perception stéréognoscopique.* — Dufour (1) a signalé ce phénomène nerveux chez les tuberculeux. La notion du relief est perdue pour le malade ; il voit tous les objets sur un même plan.

2° TROUBLES OCULO-PUPILLAIRES. — Depuis longtemps déjà, Roque (2) avait signalé au cours des maladies du poumon, notamment dans la pneumonie, la dilatation de la pupille du côté malade. Perroud a recherché soigneusement ce phénomène et est arrivé aux mêmes conclusions : « Le plus souvent, dit-il, la pupille du côté du poumon le plus altéré est plus dilatée que l'autre ; quelquefois, mais beaucoup plus rarement, elle est un peu plus rétrécie. » Le myosis a été observé par Souques (3) chez trois jeunes tuberculeuses qui présentaient également une diminution de la fente palpébrale avec petitesse et rétraction du globe oculaire. Enfin, dans ces dernières années, les variations pupillaires des tuberculeux ont été étudiées par Destrée (4) et par Rampoldi (5). La tuberculose pulmonaire est la cause première des troubles de la pupille. « Pour interpréter le mécanisme de ces troubles, dit Souques, il convient d'envisager les rapports anatomiques que le cul-de-sac supérieur de la plèvre présente avec le premier ganglion thoracique et avec son ou ses rameaux communicants. Ces rap-

---

(1) Dufour. — Soc. méd. des hôpitaux, 7 novembre 1902.
(2) Roque. — Mémoires de la Soc. de biologie, 1870, et Archives de physiologie, 1871-72.
(3) Souques. — Bulletin de la Soc. méd. des hôpitaux, 29 mai 1902.
(4) Destrée. — Journ. de méd. clin. Bruxelles, p. 241.
(5) Rampoldi. — Ann. d'Ottolm., XXIII, 6, p. 478, 1895.

ports sont immédiats. Or c'est par les rameaux communicants du premier nerf dorsal que passent les filets irido-dilatateurs du sympathique... Les rapports étroits du dôme pleural avec le ou les rameaux communicants du premier ganglion thoracique permettent de comprendre que, dans certains cas, ces rameaux peuvent être atteints et détruits par les lésions de pachypleurite et les adhérences qui accompagnent habituellement la tuberculose du sommet du poumon. » Or, les expériences déjà anciennes de Claude Bernard (1862) et les expériences plus récentes de Madame Déjerine-Klumpke (1885) nous apprennent que l'excitation expérimentale ou pathologique de ce premier nerf thoracique détermine une dilatation de la pupille ; au contraire, la section ou la destruction inflammatoire de ce même nerf entraînent un rétrécissement très marqué de la pupille du côté atteint. Il y a donc une relation de causalité entre les lésions pleuro-pulmonaires et les phénomènes pupillaires. Le syndrome oculo-pupillaire peut donc aider puissamment au diagnostic précoce de la tuberculisation des sommets.

Les troubles de la sensibilité sensorielle demanderaient de nouvelles recherches, surtout en tant que symptômes précurseurs de l'affection pulmonaire ; nous ne pouvons que les mentionner sans y insister davantage.

C. — *Troubles de la sensibilité interne*

Plus importantes au point de vue pratique sont les perversions des sensations internes, de la sensation de faim et de soif d'abord, des sensations génitales ensuite.

1° *Sensation de faim et de soif.* — « Vous devez également chercher les signes de la tuberculisation pulmonaire commençante, dit Peter (1), chez les jeunes gens qui, sans cause appréciable, perdent peu à peu l'appétit ou du moins éprouvent un dégoût permanent pour les aliments solides et réparateurs, tels que la viande. » La perte de l'appétit est fréquente à cette période prétuberculeuse où déjà la nutrition est languissante ; mais il n'en est pas toujours ainsi, et Fournet (2) dit que l'on est frappé quelquefois de l'espèce de voracité avec laquelle quelques malades de cette classe prennent leur repas. L'appétit est donc très variable, capricieux : nul pendant un certain temps, il devient insatiable à d'autres moments ; en tous cas il est rarement naturel.

Les malades éprouvent ordinairement une sensation impérieuse de soif que calme difficilement l'ingestion d'une grande quantité de liquide. Ils sont surtout altérés vers la fin de la journée, aux heures où nous verrons plus tard s'esquisser un mouvement fébrile.

2° *Sensations sexuelles*. — La sensibilité génitale est fréquemment déviée chez les tuberculeux. L'exaltation des facultés génésiques se montre de très bonne heure dès la période de germe des granulations pulmonaires ; mais les désirs vénériens, primitivement plus intenses, sont éteints par les progrès de la maladie.

Il y a 100 ans, le professeur Baumès (3), qui a écrit un Traité si remarquable sur la phtisie, disait : « C'est cette même précocité pour les plaisirs de la jouissance qui rend les jeunes phtisiques plus enclins à l'onanisme et lorsqu'ils sont unis par les liens du mariage, plus ardents pour la copulation.

---

(1) Peter. — Clinique médicale, t. II, p. 307.

(2) Fournet. — Recherches sur la première période de la phtisie, 1839, 2° partie, p. 673.

(3) Baumès. — Traité de la phtisie pulmonaire, Paris 1798.

Cette salacité singulière s'observe encore principalement chez les écrouelleux, qui, on ne l'ignore pas, sont en général disposés à la pulminie. »

Voilà pour l'homme. Voici maintenant pour la femme. « L'époque de la première apparition des règles est un terme décisif pour hâter ou retarder la marche de la tendance pulminique. Bordeu remarquait déjà que les règles ne se déterminent que difficilement chez les filles qui ont la poitrine affectée.

» Qu'en juger, d'après ce qui vient d'être dit, si la difficulté dans l'excrétion menstruelle n'est pas le complément des signes qui annoncent que la pulminie est imminente chez les filles qui ont une aptitude héréditaire à cette maladie. Jamais pronostic ne fut moins susceptible d'erreur et, dès que les règles ne peuvent s'établir, il faut s'attendre à la formation rapide des tubercules, à des pneumorragies considérables, à la fièvre lente, suivie de tous les signes qui caractérisent la phtisie pulmonaire. »

Les troubles de la sphère génitale sont donc assez fréquents au cours de la tuberculose. Comme les troubles de la sensibilité générale, comme les troubles de la sensibilité sensorielle, ils peuvent être une manifestation précoce de la maladie générale et se développer concurremment aux autres troubles physiques et fonctionnels symptomatiques de la tuberculisation pulmonaire.

Avec les troubles génitaux, nous terminons l'étude des phénomènes nerveux sensitifs qui peuvent se rencontrer à la période de début de la tuberculose pulmonaire.

§ II. — TROUBLES DE LA MOTILITÉ

Les nerfs moteurs, comme les nerfs sensitifs peuvent, à la période initiale de l'affection pulmonaire, traduire des phénomènes d'irritation et de paralysie ; les uns se révèlent sous la forme de tremblement et de contracture, les autres sous forme de simple faiblesse musculaire, de parésie ou de paralysie plus ou moins complète. Nous ne dirons rien des premiers parce qu'ils sont exceptionnels au début de la maladie. Il n'en est pas de même des seconds qui constituent à eux seuls la presque totalité des troubles du domaine moteur. Ces troubles ont été étudiés par Carrière, Weill ; avant eux, au point de vue clinique, par Peter ; plus récemment par Klippel, Pitres et Vaillard.

1° FATIGUE MUSCULAIRE. — Certains tuberculeux ressentent une grande faiblesse dans les membres, et cette faiblesse augmentant progressivement, ils en arrivent à ne plus pouvoir faire un pas et même, quelquefois, à ne plus pouvoir se tenir debout qu'avec peine. Cependant, cette asthénie musculaire généralisée n'est point proportionnée ni à l'amaigrissement, ni aux lésions pulmonaires, car le malade étant assis ou couché, peut alors effectuer des mouvements très étendus, qui réclament de lui un certain degré de force. Ainsi, le plus souvent le prétuberculeux se plaint d'une lassitude générale, il est sans courage et sans entrain, prostré et désireux de s'immobiliser. Ce dérobement des jambes, cette débilité musculaire, sans rapport avec l'amaigrissement ou l'état des sommets des poumons, sont des signes précoces que l'on observe fréquemment au début de la tuberculose pulmonaire.

Il faut donc songer à cette affection quand un malade accuse une perte considérable et rapide des forces, quand on ne trouve, dans ses antécédents morbides, aucune raison de cette fatigue générale de tout le système musculaire.

2° PARÉSIE. — A un degré de plus, il y a de la parésie, mais cet accident s'observe très rarement à la période de germe de la tuberculose. Il ne retiendra que fort peu notre attention. Ainsi, la faiblesse est tellement accusée, la diminution des forces si grande, que les malades les plus valides traînent leurs jambes à la façon de certains paraplégiques.

3° RÉACTION DE DÉBILITÉ ET D'HYPEREXCITABILITÉ MUSCULAIRE. — LE MYOÏDÈME. — Lorsqu'on excite localement et mécaniquement par la percussion un muscle des membres, le biceps par exemple, ou un muscle du tronc, comme le grand pectoral, on voit chez les sujets tuberculeux se produire sous la peau la contraction brusque des fibres musculaires directement excitées. Ce mouvement fibrillaire, véritable ondulation, se propage dans le sens des fibres musculaires.

Lawson Tait a donné à ce phénomène le nom de myoïdème. Labbé, dans sa thèse, en fait un exposé historique et clinique très complet. Il conclut que le myoïdème, ou contraction idio-musculaire, se rencontre particulièrement au niveau du grand pectoral chez les individus ayant de la tuberculose pleurale ou pulmonaire.

Lawson Tait en fait un signe précoce de la tuberculose et son apparition devrait faire soupçonner l'évolution prochaine de la maladie. Un pareil symptôme peut donc être d'une certaine utilité pour le diagnostic et le pronostic d'une affection dont les signes ne sont pas bien nets au début. Cependant, ce phénomène peut ne pas se produire invariablement, il peut apparaître dès le début pour disparaître ensuite.

Au point de vue pronostic, il a la valeur d'un symptôme attestant la débilitation du sujet ; il donne la mesure dont la maladie frappe le système névro-musculaire. Cette hyperexcitabilité musculaire est toujours plus intense chez l'homme que chez la femme. Elle paraît être un acte local, une réaction de la fibre musculaire.

4° Réactions électriques. — Les réactions électriques sont presque toujours diminuées chez les tuberculeux et bien souvent dès le début, alors que les malades ont conservé des masses musculaires suffisantes pour les soutenir et leur permettre de marcher. On peut voir une diminution de l'excitabilité faradique, surtout marquée aux membres inférieurs. L'excitabilité galvanique est également diminuée, mais jamais complètement abolie. La réaction de dégénérescence n'est point parmi les signes précoces de la tuberculisation des sommets.

§ III. — TROUBLES TROPHIQUES

Les troubles de la trophicité sont très fréquents chez le prétuberculeux. Ces troubles nerveux, joints aux altérations vasomotrices, donnent au malade un habitus particulier qui le fait regarder comme un prédisposé à l'infection bacillaire. Nous étudierons les modifications pathologiques que la peau et les muscles peuvent subir au début de l'affection.

1° État de la peau. — Les téguments chez certains individus, qui présentent une hérédité tuberculeuse, sont flasques, souvent très amincis, pâles et exsangues. Mais il n'est pas rare de voir survenir une pigmentation cutanée particulière. Cette mélanodermie commence par la face et s'étend successivement aux différentes régions du corps. Elle est généralement contemporaine de la tuberculisation des sommets et des périodes avancées, mais il est possible de la distinguer dans la prétuberculose.

Jeannin, dans sa thèse, en 1868, donne une intéressante monographie de ces phénomènes pigmentaires. La peau de la région malaire, où la congestion existait autrefois finit par brunir et la rougeur de ces parties fait place à une teinte bistre.

Cette sorte de masque des tuberculeux est dû à la dystro-
phie des petits vaisseaux de la peau et à l'altération des cellules pigmentaires de l'épiderme (couche de Malpighi). A la
face, à la nuque et sur les parties latérales du cou, il revêt l'aspect d'un réseau brun, dont les mailles circonscrivent des zones
arrondies moins colorées : « c'est en un mot, dit Thibierge,
l'apparence classique de la syphilis pigmentaire. » Fournier a
présenté à la Société française de Dermatologie une jeune fille
vierge, portant aux sommets des lésions tuberculeuses peu
avancées et présentant au cou des pigmentations comparables
à celle de la syphilis pigmentaire. Or, cette jeune fille n'a jamais eu le moindre accident syphilitique. Dans les phases ulti-
mes de la tuberculose, cette mélanodermie particulière se géné-
ralise et l'aspect du malade fait tout de suite penser à la maladie d'Addison.

2° ANNEXES DE LA PEAU. — Le système pileux du prétuberculeux prend souvent un développement exagéré et parfois du
côté seulement de la poitrine où débute la lésion pulmonaire.
Une poitrine velue n'est donc pas toujours l'apanage de la force
et d'une santé parfaite — *homo pilus, homo tuberculosus aut
fortis.* La tradition mondaine veut que les tuberculeux aient de
beaux cheveux ; la chevelure, en effet, est luxuriante, les cils
et les sourcils très développés. La teinte des cheveux et de la
barbe n'est pas indifférente : les blonds vénitiens, a-t-on dit,
seraient exposés davantage à l'infection bacillaire. Quoi qu'il
en soit, il est incontestable que l'abondance des cheveux, la
finesse des traits, la coloration des yeux, l'éclat très vif du re-
gard — d'un brillant romantique, selon l'expression de Le-
tulle — donnent un air de beauté au prédisposé à l'affection
bacillaire.

3° ÉRUPTIONS CUTANÉES. ZONA. — Perroud a relevé chez les

tuberculeux des plaques d'érythème au niveau des points douloureux, mais le zona est l'éruption cutanée de beaucoup la
plus fréquente au cours de l'évolution du tubercule. C'est que
l'apparition de l'herpès zoster n'est pas une simple coïncidence, il y a encore entre la lésion pulmonaire et l'éruption cutanée un rapport de cause à effet.

Von Bœrunsprung est un des premiers à considérer cette
éruption comme une manifestation nerveuse de la tuberculose.
Après lui, Mougeot, Wagner, Perroud, Leudet, Chandelux,
Lesser, Dubler, Nys, Barié, Leroux attirent l'attention du
public médical sur les relations entre le zona et la tuberculose
pulmonaire. Leudet a recherché systématiquement cette complication nerveuse chez 2000 tuberculeux ; il a recueilli 17 observations de zona. 10 fois il siégeait sur le thorax, 2 fois dans
la région lombo-abdominale, 1 fois dans la région cervicale et
au bras, 2 fois à l'avant-bras, 2 fois au membre inférieur. Perroud et Barié ont décrit le zona périnéo-génital ; Nys a publié
l'observation d'une tuberculeuse offrant un zona excessivement
rare : l'éruption des vésicules herpétiques occupait la mem-
brane de Descemet et était acompagnée d'une violente névralgie du trijumeau.

On pensait autrefois que le zona se montrait surtout à une
période avancée de la phtisie, toujours dans les formes lentes
et chroniques de cette affection. Il n'en est plus de même aujourd'hui ; le zona peut se rencontrer, comme certains troubles nerveux déjà étudiés, à toutes les phases de l'évolution de
la tuberculose et non pas seulement à la période consomptive.

Il peut être un signe précurseur ou contemporain de cette
période occulte, prétuberculeuse, pendant laquelle la maladie
ne se révèle à l'auscultation par aucun symptôme objectif.

Ainsi, en 1893, Arnaud signale le zona intercostal dans la
phase prodromique de la tuberculose pulmonaire. Huchard,
la même année, rapporte un cas analogue. En 1897, Rouher

consacre sa thèse à l'étude du zona prémonitoire de la tuberculose. Son apparition chez un individu en bonne santé apparente doit nous faire songer à la tuberculisation possible des sommets et nous inciter à diriger nos recherches de ce côté.

Caractères cliniques. — Deux symptômes principaux à considérer, éruptions et douleurs. L'éruption du zona tuberculeux n'offre aucun caractère distinctif d'avec l'éruption du zona idiopathique des sujets sains. Les douleurs sont peut-être moins vives chez ces derniers. De plus, le zona des tuberculeux est un zona symptomatique ; à part l'exanthème vésiculaire et les douleurs névralgiques, il n'ajoute aucun autre symptôme à ceux par lesquels se manifeste l'évolution de la tuberculose ; le zona idiopathique est une maladie fébrile, le zona des tuberculeux évolue sans élévation de température.

Nous verrons au chapitre de la pathogénie des troubles nerveux des tuberculeux, ce que nous devons penser du zona en tant que manifestation cutanée d'une lésion nerveuse. Retenons pour l'instant qu'il apparaît souvent de très bonne heure et qu'il acquiert de ce fait une valeur diagnostique très grande.

Tels sont les troubles trophiques que peuvent présenter les tuberculeux du côté de la peau et de ses annexes ; la musculature est intéressée à son tour et l'étude des amyotrophies va nous arrêter plus longtemps.

4° AMYOTROPHIES TUBERCULEUSES. — La tuberculose pulmonaire a pour certains sujets des localisations spéciales pour les muscles. C'est-à-dire qu'elle peut au cours de son évolution, toucher aussi fortement la musculature qu'on la voit quelquefois porter son atteinte sur les autres organes.

L'amaigrissement et l'atrophie sont difficiles à différencier : ils sont deux moments successifs du même travail destructeur et désorganisateur. Tantôt l'amaigrissement est bien marqué au niveau de certaines masses musculaires, bien différenciées, muscles de la ceinture scapulo-thoracique par exemple, tantôt il est étendu à l'ensemble de la musculature et tout le système neuro-musculaire est frappé. Localisée, l'atrophie siège surtout aux membres supérieurs et là surtout aux pectoraux, aux deltoïdes, aux muscles du bras et de l'avant-bras. Installée, elle est définitive et devient envahissante.

Elle peut se présenter très précoce, sans aucun rapport avec l'âge des lésions pulmonaires : les muscles d'un prétuberculeux peuvent présenter le même degré d'atrophie qu'il n'est habituel d'en constater qu'à la dernière période. C'est dire que l'amyotrophie n'est pas seulement le résultat d'une dénutrition excessive, c'est aussi, au début de la maladie, l'expression d'une localisation pathologique sur le système musculaire.

« Bernett a remarqué, dit Baumès, que la flaccidité des muscles du thorax est un des meilleurs indices de la disposition pulminique et Jaeger s'est convaincu que cette disposition est fortement caractérisée par la maigreur des mamelles, comme la phtisie bien confirmée l'est par la disparition de ces parties. »

Plus près de nous, un autre Montpelliérain, Geniez, dans sa thèse de 1854, insiste sur cet amaigrissement général et rapide : « C'est un signe remarquable, dit-il, parce que souvent il se manifeste avant la toux et l'expectoration. C'est moins, comme l'observe Füster, un amaigrissement qu'une rétraction générale des chairs : c'est l'insurrection générale de l'économie contre l'invasion d'une maladie grave. »

Pidoux signale l'amaigrissement parmi les symptômes de la phtisie, et, de son apparition précoce ou tardive, il dégage une déduction pronostique bien clinique et bien fondée. Pourquoi cet amaigrissement frappe-t-il le tuberculeux qui n'a que quelques granulations, rares et disséminées aux sommets, échappant à l'auscultation, alors qu'il est tardif chez un second, long à se produire et attend la période de la fonte purulente et

des ulcérations caverneuses. Et Pidoux essaye ainsi d'expliquer
ce problème : le premier des tuberculeux, celui qui maigrit
précocement n'a aucun élément d'antagonisme ; il est livré à
la maladie tout entière sans résistance, et l'infection tuberculeuse, n'ayant point d'entrave à son évolution, amènera fatale-
ment la dénutrition, le marasme, le desséchement essentiel selon le mot « Phtisie ».

Le second a presque toujours des éléments d'antagonisme
dans l'existence d'une diathèse rhumatismale, d'un emphysè-
me constitutionnel, d'un asthme, d'une goutte, et, chez lui,
l'amaigrissement sera secondaire et consécutif parce qu'il ne
se produira que lorsque les éléments d'arrêt et de résistance
à la consomption auront été épuisés par l'effort toxi-infectieux.

C'est pourquoi, si l'amaigrissement rapide et précoce aide
puissamment notre diagnostic, la persistance d'un état général satisfaisant ne doit pas nous faire renoncer à l'idée de tuberculose. Il est des tuberculeux gras, il ne faut pas l'oublier ;
ce sont les goutteux, les rhumatisants, tous de nutrition florissante et d'hématose très riche : ils arriveront tard, très tard,
au desséchement, à la cachexie, à la phtisie.

Nos Maîtres, MM. les professeurs Sarda et Vires, dans une
étude remarquable sur ces formes hybrides (1), disaient en
1894 : « Rien ne décèle, chez ces malades (les arthritiques),
les lésions pulmonaires dont ils sont atteints ; ce n'est certes
pas sur leur figure qu'est écrit leur diagnostic, ils sont généralement adipeux, quelques-uns franchement gras, tous bien por-
tants, tous vivant de la vie commune ».

Lemoine, de Lille, confirme, en 1900, l'existence de ce type
clinique. D'après cet auteur, il ne faut pas que cette belle apparence de santé nous en impose, que la coloration du visage,

(1) Sarda et Vires. — Revue de la tuberculose. 1894.

l'abondance et la fermeté des chairs, l'entrain, la vigueur, ce qui fait, en un mot, la santé, nous fasse oublier que derrière cette belle façade, évoluent des lésions tuberculeuses, souvent très avancées, au second et même au troisième degré. Or, ce sont les arthritiques et les scrofuleux qui masquent ainsi leur tuberculose derrière l'apparence d'une belle santé.

Ayons donc présent à l'esprit cet embonpoint superbe qui cache des lésions avancées : les phtisiques gras sont nombreux parce qu'ils se recrutent chez les arthritiques et les scrofuleux.

Certes, l'amaigrissement rapide, inexplicable, compliqué d'asthénie, éveillera la sagacité du clinicien ; mais son absence, son remplacement même par une adipose générale et florissante ne doit pas l'endormir dans une sécurité trompeuse.

Ce symptôme amaigrissement prend donc une grande importance suivant la place dans le temps et suivant le tempérament des individus qui le présentent. S'il se produit sans cause positive chez un suspect, un tousseur, un dyspeptique, on peut soupçonner fortement l'existence d'une tuberculose pulmonaire, surtout si l'atrophie porte plus particulièrement sur certains muscles ou groupes musculaires d'un seul côté du thorax et si à ce niveau le malade accuse des troubles sensitifs. Mais il ne faut pas oublier, au point de vue pratique du diagnostic, qu'il est des sujets pourvus de puissants éléments de résistance et qui n'offrent pas d'amaigrissement malgré l'âge et l'intensité des lésions bacillaires dont ils sont porteurs. Il en résulte qu'il faut toujours explorer avec soin la poitrine des individus qui toussent indépendamment d'un rhume vulgaire, parce que chez quelques sujets l'amaigrissement du début fait défaut.

§ IV. — TROUBLES VASO-MOTEURS

Ce n'est pas seulement du côté des nerfs qui président à la trophicité qu'il est observé des altérations ou des troubles fonctionnels au début de la tuberculose pulmonaire, mais encore du côté des nerfs vaso-moteurs. De là des congestions, des hypersécrétions, des troubles de la caloricité, des œdèmes locaux sur lesquels nous devons dire quelques mots.

Une des congestions les plus habituelles chez les tuberculeux est celle de la région malaire. La rougeur de la pommette a été constatée depuis longtemps chez ces malades ; on la rencontre toujours dans la tuberculose floride. Cette rougeur occupe la région malaire, mais elle peut se prolonger sur la face latérale du cou. Elle prédomine du côté où se trouvent les lésions les plus étendues. La peau est d'un rouge vif, chaude, les malades ont conscience de cette chaleur qui est fort pénible pour eux. Les battements de l'artère temporale se dessinent plus nettement sous la peau de ce côté.

Il faut encore signaler parmi les troubles vaso-moteurs des téguments la raie méningitique, nom que Trousseau a donné au phénomène de congestion qui traduit l'hyperexcitabilité du système nerveux : si l'on passe le doigt rapidement sur le thorax d'un tuberculeux, on peut voir quelquefois apparaître une raie rouge qui persiste assez longtemps.

Du côté des muqueuses, de la pituitaire par exemple, il se fait également des poussées congestives analogues à celles de la peau, l'épistaxis qui en est la conséquence est un phénomène assez fréquent chez les prétuberculeux. Clément, dans sa thèse de 1867, insiste sur cette épistaxis aussi fréquente que l'hémoptysie congestive du début de la tuberculose. L'écoulement du sang se fait du côté où se trouve la lésion pulmonaire. Du côté des oreilles, il se fait aussi une congestion intense qui donne lieu à des bourdonnements, à des sifflements qui résistent à tout traitement.

Ces phénomènes congestifs peuvent être accompagnés de sueurs locales, de modifications thermiques. Les sueurs locales sont fréquentes ; les pieds sont surtout le siège d'une abondante transpiration qui survient la nuit, au lit, lors même que le malade a ses membres gelés. Quelquefois, on voit apparaître de véritables crises sudorales et ces sueurs se limitent exactement à la partie thoracique qui cache la lésion pulmonaire.

A ces désordres vaso-moteurs viennent se joindre des troubles thermiques plus ou moins marqués. On sait, depuis les recherches de Lépine sur la température comparée des divers points du corps, que la température de l'aisselle du côté du poumon lésé est plus élevée que celle du côté du poumon sain. Perroud prétend même avoir vu certains malades s'apercevoir de cet excès de chaleur et en être très incommodés.

Cette hyperthermie peut être encore plus localisée. Peter et après lui Vidal (d'Hyères), ont attiré l'attention du public médical sur les températures morbides locales dans la tuberculisation pulmonaire. « Nous avons vu, dit Peter, quelle minutie de détails est nécessaire dans la recherche de la tuberculisation commençante, eh bien ! l'investigation thermométrique des espaces intercostaux supérieurs doit en faire désormais partie ; et les chiffres fournis par le thermomètre sont alors un complément indispensable et décidément révélateur. » Cet excès de chaleur locale est donc très significatif et un des premiers indices du début de la tuberculisation. Et cet auteur ajoute : « Par exemple, aux cas douteux encore de tuberculisation pulmonaire, alors qu'on ne perçoit, à l'aide de l'investigation la plus minutieuse comme la plus persistante, qu'une légère différence dans la tonalité et l'élasticité de la ré-

gion... dans ces cas douteux, dis-je, le thermomètre révèle déjà une élévation de température qui peut aller de 3/10 de degré
à 1 degré. » Dans les cas difficiles où il s'agit de savoir si
l'on a affaire à une simple chlorose, à une dyspepsie idiopathique ou bien, au contraire, à la tuberculose pulmonaire à
son début, la disparité de la température locale des régions
homologues aux sommets des poumons, est un des signes les
plus probants en faveur de cette dernière affection.

Enfin, signalons en passant que cet excès de chaleur de la
peau peut alterner avec de l'algidité et que certains tuberculeux, au début de la maladie, pourraient même présenter une
hypothermie passagère. En effet, parmi les troubles vaso-
moteurs que l'on remarque dans la tuberculose pulmonaire,
il faut faire mention d'une série de symptômes que Weill a
observés chez trois jeunes filles ; « Ce syndrôme spécial, dit
Weill, est caractérisé par de la cyanose de la face et des extrémités ; une sensation de froid général coïncidant avec un
abaissement notable de la température centrale et périphérique, du spasme artériel, de l'hyperglobulie, une augmentation du volume de la rate, l'apparition de l'albumine dans l'u-
rine. Ce syndrôme se produit tantôt par le simple passage de
la station couchée à la station debout, tantôt par le passage
d'un milieu à température chaude dans un milieu à température modérée ou fraîche. Ce syndrôme est essentiellement tran-
sitoire. La durée moyenne varie de quelques minutes à quelques heures. » L'auteur pense que ces troubles vaso-moteurs
sont bien sous l'influence de la tuberculose pulmonaire, qu'ils
ne sont point une rareté et que l'âge ne joue aucun rôle dans
leur production.

Parmi les troubles vaso-moteurs, on constate aussi assez fréquemment l'existence d'œdèmes locaux, sans lésions rénales,
sans albuminurie. Ces œdèmes non brightiques siègent de pré-

férence aux membres inférieurs et surviennent après la moindre fatigue, le moindre effort.

Tels sont les troubles vaso-moteurs qui se manifestent sur les téguments au début comme au cours de la tuberculose pulmonaire.

§ V. — Réflectivité

La réflectivité est souvent anormale au cours de la tuberculose pulmonaire. Les réflexes tendineux ou cutanés sont souvent modifiés. Le réflexe rotulien est diminué, exagéré ou normal. Sur 12 cas observés, Weill l'a trouvé 4 fois normal, 1 fois exagéré, 1 fois notablement diminué. D'après cet auteur, la diminution du réflexe rotulien coexisterait avec l'anesthésie cutanée, son degré normal ou exagéré avec l'hyperesthésie cutanée. Les réflexes crémastériens et plantaires sont souvent modifiés, mais les modifications sont instables ; d'une manière générale elles tendent à se supprimer à mesure que la maladie s'aggrave.

Mais ces modifications de la réflectivité sont rares tout à fait au début de la tuberculisation pulmonaire, à la période de germe. Il faut cependant faire une exception en faveur du réflexe pharyngien dont la diminution est regardée par certains auteurs comme un indice de phtisie pulmonaire prochaine. C'est ainsi que Julius Wolfenstein (1) regarde la paresthésie du pharynx et du larynx comme un des symptômes prémonitoires de la tuberculose des poumons.

En 1887, Boucher étudie l'anesthésie pharyngienne des tuberculeux et considère ce signe comme un symptôme précurseur de la tuberculisation des sommets. Weill, qui a étudié les

(1) Julius Wolfenstein. — Med. News, 30 sept., p. 377.

troubles hystériformes de certains tuberculeux, n'y attache pas une grande valeur.

En tous cas, comme pour le rétrécissement du champ visuel, l'anesthésie pharyngienne apparaît chez les sujets tuberculeux à prédisposition nerveuse, chez ces malades à terrain extrêmement préparé pour la névrose. Or, nous verrons dans la suite que la tuberculose est un grand facteur d'affections nerveuses, indépendamment de sa localisation spécifique bacillaire, sur le tissu nerveux.

II

Système nerveux de la vie organique

1° TROUBLES NERVEUX CARDIOVASCULAIRES;

2° TROUBLES NERVEUX GASTRIQUES.

Nous avons longuement étudié, dans la première partie de ce chapitre, les troubles qui intéressent le neurone de la vie de relation, troubles nerveux du domaine sensitif, moteur, trophique, vaso-moteur et réflexe. Nous allons essayer de montrer à présent que l'infection tuberculeuse peut porter ses coups de très bonne heure sur tout le territoire fonctionnel du système nerveux de la vie végétative. En effet, ce n'est pas seulement du côté du système nerveux de la vie de relation qu'il est donné d'observer des modifications pathologiques au début de la tuberculose ; mais encore du côté des nerfs moteurs de la vie organique, en particulier du côté des filets nerveux, émanant du sympathique ou du pneumogastrique, qui apportent l'innervation motrice au système cardiovasculaire et aux organes de l'appareil digestif.

Il est un fait qui doit être mis immédiatement en relief, c'est que les troubles de ces organes sont purement fonctionnels ; il est impossible de retrouver la moindre lésion organique appréciable. Par contre, les nerfs moteurs qui tiennent ces organes sous leur dépendance peuvent être lésés ou fonctionnellement altérés. On comprend dès lors l'importance que prennent au point de vue du diagnostic les troubles cardiovasculaires et gastriques. Ils sont la conséquence de ces désordres nerveux et nous croyons inutile de justifier davantage la place qu'ils doivent occuper dans cette étude des manifestations nerveuses au début de la tuberculose.

§ Ier. — *Troubles cardiovasculaires*

Ces troubles purement nerveux comprennent les palpitations et l'accélération du pouls, qui traduisent précocement l'infection tuberculeuse.

1° PALPITATIONS. — « Vous serez souvent consultés par des gens qui viendront à vous, en se plaignant de leurs *palpitations*, ne vous parlant que de leur cœur, dont ils se disent malades... et qui ne sont autres que des tuberculeux.

» Trompés par leur récit, vous ausculterez avec soin l'organe dont ils disent souffrir et vous n'y constatez que des bruits éclatants, à cela près normaux ; quelquefois un souffle au premier temps à la base, que j'ai vu attribuer à une lésion de l'orifice aortique et qui n'est qu'anémique, des battements trop fréquents...

» Vous apprenez alors que ces palpitations surviennent parfois sans cause appréciable, ou sont simplement provoquées par le moindre effort, une marche rapide, l'ascension d'une côte ou d'un escalier, qu'elles augmentent par l'ingestion des aliments et deviennent alors extrêmement pénibles.

» Or, une chose déjà vous éclaire, c'est que de telles palpitations ne sont pas l'apanage d'une maladie de cœur commençante, et qu'une maladie de cœur ancienne, et aggravée par son ancienneté même, ne produit pas de simples palpitations, mais des irrégularités du rythme et de l'ampleur, toutes choses qui n'existent pas chez ces malades.

» Examinez attentivement alors les sommets de la poitrine, et cherchez-y les légers indices signalés tout à l'heure (perte de l'élasticité, diminution de la sonorité, respiration sèche, rude, ou notablement affaiblie... expiration prolongée... respiration saccadée) de la tuberculisation latente encore.

» Cherchez-les, non seulement chez les jeunes sujets, chez les jeunes filles qu'on prend alors pour des chlorotiques, mais chez les femmes âgées, arrivant à la ménopause, qui maigrissent, pâlissent et palpitent, sans que rien vienne expliquer l'altération notable de leur santé ; qui sont oppressés au moindre effort, mais ne toussent pas ; qui ont la peau chaude et sèche, surtout à la paume des mains et le soir, sans avoir de fièvre à proprement parler ; qui sont agitées et dorment mal, sans éprouver rien de local, ni de précis qui motive leur agitation et leur insomnie.

» Cherchez, dis-je, aux sommets de la poitrine et vous finirez par y découvrir la saccade respiratoire sous les clavicules ; réservez alors l'avenir ; communiquez même vos appréhensions à qui de droit, et trois mois, six mois, un an plus tard, vous les verrez justifiées par l'apparition des signes désormais incontestables de la tuberculose confirmée. »

Cette citation de Peter caractérise admirablement ces palpitations symptomatiques de la tuberculisation pulmonaire occulte : d'abord espacées, rares, peu perçues, elles surviennent ensuite, à l'occasion d'une marche, d'un effort, d'un repas, vives, douloureuses, angoissantes.

Il ne faut pas se laisser induire en erreur et si l'on veut éviter une foule de diagnostics erronés, l'on doit en rechercher la cause autre part que dans le cœur. Cet organe est rarement atteint ; Pidoux a posé en principe que tout malade qui vient consulter pour des palpitations n'est pas un cardiaque. Comme n̄us le verrons dans la suite, elles sont symptomatiques, soit de l'intolérance du poumon où germent insidieusement les premières granulations tuberculeuses, soit du retentissement sur le cœur du pneumogastrique directement irrité.

2° Tachycardie. — L'accélération du pouls a été signalée comme de très grande valeur, relativement au diagnostic précoce.

Baumès, dans son *Traité de la Phtisie*, en 1805, en parle d'une façon très nette et la range parmi le concours de signes qui doivent faire dépister une bacillose naissante.

Car Baumès déjà proclamait « qu'en examinant ces individus, qui sont des prédisposés, pendant cette durée de la vie qui conduit à la pulminie, sans la voir se développer, on trouve ce concours de signes, et avec eux, une certitude présomptive de la disposition phtisique. »

Et Baumès ajoute : « Après les changements que l'âge de la puberté a fait dans ces corps disposés à la pulminie, on trouve encore que la voix est grêle et glapissante, aiguë ou rauque ; que la toux qui survient le matin est suivie de quelques crachats muqueux ; qu'il y a une extrême propension à l'accélération du pouls et à l'inégalité de la respiration, ainsi qu'une certaine facilité à saliver. »

Normalement, il y a de 60 à 70 contractions à la minute et tout cœur, tout pouls qui donne plus de 70 battements par minute doit être regardé comme un cœur tachycardique, un pouls tachycardique. Or, chez le tuberculeux, en puissance de tuberculose à la phase de germination, le cœur bat de 90 à 100 fois par minute. C'est donc un bon signe, tel du reste que Lasègue disait que la fièvre des tuberculeux est plus au pouls qu'à la température.

Voyons maintenant quels sont les caractères de ce pouls ? Le pouls du tuberculeux occulte est instable, intermittent, comme disait Lasègue ; il est fréquent ; il ne modifie ni son rythme, ni sa fréquence quelle que soit la position donnée au malade ; il donne au doigt une sensation de ressaut en dent de scie « hurried pulse » ; enfin, au sphygmomanomètre, il accuse de l'hypotension.

Le pouls est fréquent chez les tuberculeux. S'il faut en croire Faisans, tous les tuberculeux sont tachycardiques. Cet auteur rapporte que 75 à 80 % d'entre eux ont, à un degré variable, de l'accélération du pouls. Quant aux 20 ou 25 % qui ne présentent pas ce symptôme, il ne faudrait pas croire que leur pouls fût irréprochable ; quelques-uns d'entre eux, tout en ayant à l'ordinaire un pouls sensiblement normal, offrent à certains moments de la journée, une augmentation de 10 à 20 pulsations par minute ; d'autres ont de la bradycardie habituelle oscillant entre 50 et 60 pulsations à la minute.

Bref, si l'on observait plusieurs fois par jour les tuberculeux à ce point de vue, on en trouverait bien peu dont le pouls présenterait le degré de fréquence et de stabilité qui caractérise l'état de bonne santé.

L'instabilité du pouls est, en effet, un accident d'une très grande valeur du stade prodromique, car le désordre du rythme cardiaque traduit un trouble général et profond de la santé. Or, au début de la pullulation des bacilles de Koch aux sommets des poumons, il y a atteinte, comme nous le verrons plus tard, de l'économie tout entière par la toxi-infection tuberculeuse.

Cette alternative d'accélération et de ralentissement du pouls chez les tuberculeux est un phénomène de la plus grande utilité, signe de présomption, signe d'avertissement. « La tachycardie est un phénomène tellement précoce, dit Faisans, qu'il peut passer pour un symptôme prémonitoire. Je ne compte plus les cas où j'ai constaté une accélération notable du pouls et où j'ai soupçonné une tuberculose latente, six mois ou un an avant le jour où quelque trouble fonctionnel venait indiquer que le

poumon commençait à se prendre. » La tachycardie perma-
nente, dûment constatée, nous permettra souvent de faire le
diagnostic précoce et d'instituer le traitement utile. Telle est
donc la valeur diagnostique de la tachycardie.

Toutes les fois donc qu'avec un amaigrissement qui ne s'explique pas, il existe de la tachycardie, toutes les chances sont
en faveur d'une tuberculose imminente, ou plutôt latente,
quant à ses manifestations viscérales, mais qui fera son apparition au bout d'un certain temps. C'est le virus, la toxine qui,
avant toute localisation perceptible sur les poumons, manifeste
sa présence dans l'organisme en excitant les nerfs moteurs du
cœur,

Les palpitations, la trachycardie, les irrégularités du rythme
cardiaque sont donc des phénomènes purement nerveux qu'il
est fréquent d'observer aux premiers stades de la tuberculose
pulmonaire. Voici, d'ailleurs, un cas typique de ces troubles de
l'innervation cardiaque, qui le plus souvent reconnaissent pour
cause la diffusion des toxines tuberculeuses.

OBSERVATION IV

(Personnelle)

Perr. Marcelle, 32 ans, se présente le 27 janvier 1906 aux
consultations gratuites de médecine, à l'Hôpital général.

Antécédents héréditaires. — Père éthylique ; mère asthma-
tique ; son mari mort bacillaire il y a 8 mois.

Antécédents personnels. — Réglée à 15 ans. Pleurésie à 28
ans. Un enfant mort de méningite. Deux fausses-couches.

Depuis un an a beaucoup maigri. Se plaint d'oppression, de
palpitations douloureuses après le moindre effort. Perte de
l'appétit. Insomnie. Vertiges. Toux modérée.

Examen de la malade. — Appareil cardiovasculaire : forte

tachycardie : 120 battements à la minute. Intermittences, faux-pas du cœur ; mais pas de souffle ; les bruits cardiaques sont normaux et gardent toute leur force. Le rythme seul est altéré avec la fréquence : il y a un arrêt cardiaque après 4, 10 ou 20 contractions systoliques. Donc arythmie arythmique.

Appareil pulmonaire : A droite et en avant sous la clavicule submatité, respiration soufflante. A gauche et en arrière, matité vraie, inspiration très rude, saccadée, expiration prolongée : quelques craquements secs.

Nous avons revu la malade qui a présenté dans la suite des crachats striés de filets sanguinolents : la toux est opiniâtre, très fréquente après les repas. L'oppression est très grande ; quelques frissons à l'approche de la nuit.

Cette observation nous montre donc un début de bacillose avec troubles cardiaques. L'arythmie au pouls et au cœur, la fréquence des contractions pourrait faire penser à une myocardite, mais en faveur de cette idée, nous n'avons pas de modifications dans le timbre des bruits du cœur : le premier bruit est normal, or, nous savons qu'il est assourdi, mal frappé, quand le muscle cardiaque est intéressé. D'autre part, si le rythme est irrégulier, nous n'avons pas une arythmie rythmique, comme c'est généralement la règle dans la myocardite ; ici les intermittences ne reviennent pas régulièrement, c'est tantôt après 4, ou 10, tantôt après 20 contractions qu'on les perçoit ; enfin, elles sont passagères. Par conséquent, nous avons bien affaire à des troubles d'innervation motrice d'origine infectieuse.

§ II. — *Troubles digestifs d'origine nerveuse*

Les troubles digestifs sont fréquents à la période initiale de la tuberculose pulmonaire et c'est très souvent sur eux que l'attention du médecin sera attirée. Or, il doit bien savoir que, dans la majorité des cas, ils sont symptomatiques non point d'une lésion organique intéressant l'estomac, mais d'un trouble fonctionnel dans l'innervation de cet organe.

« Les malades commencent à se plaindre, dit Fournet, d'un peu de difficulté et de trouble dans les digestions, celles-ci se prolongent plus longtemps qu'à l'ordinaire et s'accompagnent d'un petit mouvement fébrile, d'un peu de chaleur à la face et quelquefois de légers frissonnements dans les reins. Ils éprouvent à la région épigastrique un sentiment particulier de pesanteur qui éveille leur attention plus que tout autre chose. » Stoltz, de Strasbourg, a aussi remarqué cette attention particulière que donnent les malades à ce sentiment douloureux qu'ils éprouvent à l'épigastre. C'est là surtout qu'ils rapportent leur mal ; c'est sur cette partie qu'ils cherchent à attirer l'examen du médecin.

Dans les douleurs gastriques, il peut y avoir des paroxysmes, mais elles sont toujours provoquées par l'ingestion et se produisent un quart d'heure ou demi-heure après cette ingestion ; de plus, il y a flatulence, régurgitation de liquide acide, qui ont lieu pendant la digestion ; une toux opiniâtre provoquée par l'ingestion des aliments et qui parfois ne cesse qu'après les vomissements.

L'importance de ces vomissements au début de la tuberculose pulmonaire et leur valeur diagnostique ont été signalées par Bourdon. Plus tard, Peter, dans ses leçons de Clinique Médicale, a montré que les vomissements traduisent chez les tuberculeux l'irritation des filets du pneumogastrique : « Vous verrez, dit-il, des tuberculeux qui toussent dès qu'ils ont mangé ; vous en verrez d'autres qui toussent parce qu'ils ont mangé et qui vomissent alors parce qu'ils toussent ; vous en verrez d'autres qui, ayant mangé, toussent, vomissent et palpitent. » Et plus loin il ajoute : « Il n'y a en réalité que deux

maladies qui par la toux déterminent le vomissement, à savoir :
la coqueluche et la tuberculisation pulmonaire ; de telle sorte
qu'il découle de cette déduction diagnostique que tout individu
qui vomit parce qu'il tousse, s'il n'a pas la coqueluche, a des
tubercules aux poumons. Et vous voyez d'ici l'importance de
cette conclusion, alors que, comme c'est si souvent le cas, la
tuberculisation ne fait que commencer, et qu'elle ne s'accuse
que par des troubles fonctionnels encore peu accentués, sinon
la toux sèche et les vomissements sans nausées par le fait de
cette toux, » Pour Potain, c'est que le poumon se trouve le
siège d'irritations qui peuvent retentir sur l'estomac par action
réflexe.

Ces phénomènes gastriques, douleurs à l'épigastre, vomissements sans nausées, mais avec toux, caractérisent la tuberculose. Ils commencent à se produire avec l'hémoptysie initiale,
tantôt ils sont prodromiques ; un individu qui en est atteint
sera donc suspect de tuberculose pulmonaire. L'observation
suivante nous en fournit un exemple.

OBSERVATION V

(Personnelle)

Mart... Joséphine, 24 ans, se présente le 10 juin 1905 aux
consultations gratuites de médecine, à l'Hôpital général.

Antécédents héréditaires. — Père éthylique ; mère morte
bacillaire.

Antécédents personnels. — N'a jamais été réglée. Cette
aménorrhée donnait naissance chaque mois à des troubles divers : épistaxis, kérato-conjonctivite phlycténulaire, douleurs
abdominales, etc., qui n'ont disparu qu'après l'application
chaque mois de sangsues à l'anus. Utérus infantile. Hypopla-
sie utérine et artérielle.

Anorexie. Se plaint depuis quelque temps d'une douleur épigastrique très vive survenant une heure ou deux heures après le repas et ne disparaissant qu'avec le rejet brusque des matières alimentaires. Ces vomissements, sans nausées, sont acides et produisent une sensation de brûlure au niveau du pharynx. Ils apparaissent après tous les repas, quels que soient les mets ingérés. Constipation habituelle.

Malgré cette intolérance gastrique qui remonte à quelques semaines, l'état général ne semble pas altéré ; pas d'amaigrissement appréciable.

Examen de la malade. — Appareil cardiovasculaire : Tachycardie, pouls mou, dépressible. Appareil respiratoire : obscurité respiratoire au sommet gauche, mais rien de plus.

En présence de ces troubles gastriques, dont la pathogénie nous échappe au premier abord, nous orientons notre diagnostic vers l'hystérie, la malade nous paraissant très nerveuse. Mais elle n'a jamais eu de crises et c'est en vain que nous recherchons les stigmates de la névrose. Nous instituons alors une médication symptomatique qui reste sans effet.

8 décembre 1905. — Nous revoyons la malade qui se plaint de douleurs au niveau des épaules ; elle a maigri, nous dit-elle, de deux kilos en trois mois. Les vomissements du début ont cessé et elle s'alimente un peu. Mais elle est tourmentée par une toux sèche, quinteuse, qui l'empêche de dormir.

A l'examen de la poitrine, M. le professeur agrégé Vires relève en arrière, au sommet gauche, une légère submatité, les vibrations sont sensiblement augmentées ; à l'auscultation : inspiration râpeuse, à crans ; expiration nettement prolongée.

Chez notre malade, les troubles digestifs étaient donc sous la dépendance de la lésion pulmonaire encore latente et traduisaient, comme nous le verrons plus loin, soit l'action de toxines microbiennes sur les nerfs moteurs de l'estomac, soit le retentissement de l'intolérance pulmonaire sur les filets stomacaux du pneumogastrique.

CHAPITRE III

MARCHE ET PATHOGENIE DES TROUBLES NER-VEUX

Deux points principaux dominent la caractéristique de ces désordres nerveux : 1° ils se manifestent de très bonne heure, à une époque où l'examen du thorax soigneusement pratiqué ne donne que des signes encore douteux ; 2° ils ne persistent pas avec l'évolution des lésions pulmonaires ou revêtent dans la suite d'autres caractères dont nous n'avons pas à parler ici, cette étude étant limitée uniquement aux troubles précoces du système nerveux chez les tuberculeux pulmonaires.

Ceci dit, quelle est la pathogénie de ces accidents nerveux, quelle en est la cause immédiate aux premiers temps de l'affection pulmonaire ?

Il est de toute évidence que l'infection tuberculeuse domine la scène, mais agit-elle de la même façon pour produire des troubles si variés, intéressant les différents territoires du système nerveux ? En un mot, des phénomènes aussi disparates dépendent-ils d'un facteur pathogénique commun ? Nous ne pensons pas qu'il faille les rattacher à la même cause.

Une distinction s'impose, au point de vue pathogénique, entre les troubles nerveux de la vie de relation et les troubles nerveux de la vie organique. Il est admis aujourd'hui que les premiers résultent de la toxi-infection bacillaire, portant plus

particulièrement sur les centres nerveux ou sur les nerfs périphériques. Les toxines déterminent soit des troubles dynamiques, purement fonctionnels, soit des lésions de névrite périphérique, comme Carrière l'a montré. La sensibilité, la motilité, la trophicité, la vaso-motricité et la réflectivité, nous
l'avons vu, peuvent être troublés à des degrés divers.

Les seconds, ceux de la vie organique, les troubles nerveux cardiovasculaires et les troubles nerveux gastriques peuvent également reconnaître pour cause l'élaboration des toxines et leur diffusion. Mais ils ont aussi une origine réflexe si-
gnalant ainsi l'intolérance du poumon. Ils peuvent même traduire le retentissement sur le cœur du pneumogastrique irrité
par la compression des ganglions hypertrophiés.

Nous aurons donc à envisager dans cette étude pathogénique :

1° L'action des toxines tuberculeuses sur le système nerveux,
et plus particulièrement sur le neurone de la vie de relation ;

2° L'origine réflexe des troubles nerveux organiques, cardiovasculaires et gastriques ;

3° Le rôle joué par l'hypertrophie ganglionnaire bronchique dans les accidents cardiaques.

ACTION DES TOXINES TUBERCULEUSES

1° *Action des toxines tuberculeuses sur l'état constitutionnel
de l'individu.* — Les toxines tuberculeuses peuvent produire
des accidents hystériques chez des sujets prédisposés. Ces manifestations nerveuses, que Weill (1) a mises en lumière, se
rencontrent le plus souvent chez des femmes ayant des anté-

_____

(1) Weill. — Revue de médecine. 1893.

5

cédents névropathiques. La tuberculose, chez ces malades, ré-
veille l'hystérie latente.

D'autre part, nous savons que l'hystérie est souvent symptomatique d'une infection tuberculeuse héréditaire. M. le Professeur Grasset, dans un travail sur les Rapports de l'hystérie
avec la diathèse tuberculeuse, rapporte 19 cas, dans lesquels
les sujets présentaient, soit à la fois, soit successivement, des
manifestations thoraciques et des phénomènes névrosiques :
« Le même sujet, dit-il, peut présenter à la fois ces deux manifestations (tuberculose et hystérie), il se passe alors ce qu'on
observe pour les autres maladies à manifestations multiples :
les deux ordres de symptômes se suppléent, se succèdent, se
remplacent, ou, s'ils sont simultanés, s'influencent, se modi-
fient, jusqu'à la fin de la maladie. »

L'hystérie peut être de nature tuberculeuse : elle peut être
une manifestation de l'affection diathésique.

La tuberculose est, comme toutes les diathèses, une maladie
essentiellement générale et constitutionnelle : la phtisie pulmonaire est une manifestation de cette maladie, elle n'en est
pas la seule. Les névroses en général, l'hystérie en particulier, peuvent aussi être la manifestation directe de l'affection
diathésique.

Ainsi, la tuberculose et l'hystérie ont entre elles des rapports étroits : la tuberculose se rencontre souvent derrière
l'hystérie ; la tuberculose peut, chez un sujet prédisposé à
la névrose, déterminer des désordres nerveux purement fonctionnels.

Nous nous expliquons maintenant ces troubles hystériformes
que Weill a décrits, troubles dynamiques produits sans doute
par les toxines sécrétées par le bacille de Koch. Ils révèlent
l'action du poison introduit dans l'organisme et les modifications constitutionnelles que subit ce dernier.

2° *Action des toxines tuberculeuses sur le système nerveux.*
— Les bacilles agissent non seulement par leur présence au
sein des tissus, mais encore par les produits toxiques qu'ils
sécrètent. Nous savons que ces toxines ont une action élective
pour le système nerveux et, par suite, peuvent faire naître des
manifestations nerveuses. Charrin, en effet, a étudié l'action
des toxines microbiennes sur le système vaso-moteur, Arloing
a signalé celle des toxines staphyllococciques sur le système
nerveux vaso-dilatateur. Roux, Yersin et Babinsky ont montré qu'on pouvait produire des troubles nerveux manifestes et
durables en injectant les produits solubles sécrétés par le bacille de Lœffler.

Comme les toxines diphtéritiques, les toxines tuberculeuses
peuvent agir sur le système nerveux. Les produits de sécré-
tion du bacille de Koch, élaborés au niveau du poumon, sont
vraisemblablement résorbés à ce niveau et entraînés dans le
torrent circulatoire. Ils vont alors parcourir l'organisme, y
produire une véritable intoxication et déterminer dans les éléments cellulaires des désordres variés. La toxicité urinaire est
fortement accrue, ce qui prouve bien que le sang des tuberculeux charrie une quantité anormale de ferments toxiques. Cof-
fin a montré qu'en passant à travers le filtre rénal, les bacilles tuberculeux et leurs toxines produisent des altérations va-
riables du parenchyme. L'insuffisance rénale ne tarde pas à
s'établir et les toxines, qui ne sont qu'imparfaitement élimi-
nées par les émonctoires, vont agir sur les fibres nerveuses,
pour lesquelles elles paraissent avoir une affinité particulière.

Mais les différentes parties du système nerveux ne sont pas
toutes également intéressées. Les centres supérieurs sont presque toujours indemnes : les troubles nerveux périphériques
semblent dépendre d'une action directe des toxines tuberculeuses, des tuberculines, sur les nerfs périphériques. Cette action est aujourd'hui bien démontrée pour les troubles nerveux

qui apparaissent aux dernières périodes de la tuberculose. Joffroy, en 1879, signala le premier les altérations névritiques chez les tuberculeux, et Pitres, en 1886, mit hors de doute l'existence des névrites par l'examen histologique des nerfs périphériques. Plus récemment, Charrin, d'Abundo (1) et Carrière (2) ont montré par l'expérimentation que les toxines sécrétées par le bacille de Koch sont capables de produire des névrites périphériques avec tout leur cortège symptomatique.

Les malades de Joffroy, de Pitres, de Carrière étaient des tuberculeux à la dernière période, des cachectiques ; or, ces auteurs nous ont appris qu'à cette période ultime, la névrite est la règle. Mais, au début de l'affection, à une époque où l'état général est encore bon, pouvons-nous supposer, pour expliquer ces troubles périphériques, qu'il existe déjà des lésions névritiques ? Assurément non, la névrite parenchymateuse classique ne survient que plus tard. Si les lésions sont insignifiantes à ce moment, les nerfs peuvent cependant être profondément troublés dans leur fonctionnement. Les fibres nerveuses peuvent être encore normales, au point de vue histologique, et les toxines bacillaires n'en déterminer pas moins des altérations fonctionnelles, dynamiques, des éléments nerveux. D'ailleurs, la névrite est plus ou moins précoce, suivant les cas et dépend de la virulence très variable que possèdent les microbes.

La tuberculose agit comme la diphtérie, la variole, la fièvre typhoïde, affections qui localisent parfois leurs effets sur les nerfs périphériques et qui frappent d'emblée, sans distinction, les filets sensitifs, moteurs, mixtes.

----

(1) D'Abundo G. — Névriti périferische infestive et névriti ascendante. Richerchi expérimentali. (La Psychiatria, vii, fasc. 3 et 4).

(2) Carrière. — Loc. cit.

Les bacilles tuberculeux, en imprégnant l'organisme de leurs produits toxiques, amènent donc des modifications constitutionnelles, qui favorisent l'apparition de troubles névrosiques, hystériformes, ou bien le système nerveux de la vie de relation est touché dans ses nerfs périphériques. Les neurones inférieurs, neurone sensitif, moteur et trophique sont diversement impressionnés par les toxines et il en résulte pour chacun d'eux, soit une hyperactivité fonctionnelle, soit un défaut d'excitabilité. Dans le domaine sensitif, à cette hyperactivité nerveuse, répondent les névralgies, les hyperesthésies ; dans le domaine moteur, les tremblements, les contractures. La diminution de l'excitabilité nerveuse produit, au point de vue sensitif, l'analgésie, l'anesthésie ; au point de vue moteur, la fatigue musculaire, la parésie. Et ainsi s'expliquent tous les troubles nerveux que l'on voit apparaître au début de la tuberculose pulmonaire, quelquefois longtemps avant les premiers signes thoraciques. Ces phénomènes nerveux, observés dès la période de germination, traduisent la toxi-infection tuberculeuse.

L'action de ces toxines ne se limite pas aux nerfs périphériques de la vie de relation. En effet, on s'expliquerait difficilement qu'au milieu d'une intoxication profonde de tout l'organisme, d'un état dyscrasique général, les filets nerveux de la vie organique ne soient point touchés. Ils le sont en réalité, et c'est ce qui nous permet d'interpréter ces troubles fonctionnels purement nerveux, que nous avons étudiés en dernier lieu dans le chapitre précédent et qui ont pour siège le cœur ou l'estomac, sans aucune lésion de ces organes. Du côté du cœur, nous avons vu se produire des palpitations, des modifications dans le rythme cardiaque ; du côté de l'estomac, des troubles digestifs, des vomissements, accidents auxquels la diffusion des toxines tuberculeuses n'est point étrangère.

Il est donc incontestable que les produits toxiques sécrétés par les bacilles portent leurs effets aussi bien sur les nerfs moteurs de la vie organique que sur ceux de la vie de relation, les départements cardiaque et stomacal des nerfs pneumogastrique ou grand sympathique peuvent être aussi bien intéressés que les branches nerveuses du trijumeau, du facial ou du sciatique.

3° *Nature réflexe des troubles nerveux.* — Mais, au début de la tuberculose pulmonaire, ces troubles du système nerveux de la vie végétative ne reconnaissent-ils que cette origine infectieuse ? Et même parmi les désordres nerveux de la vie de relation, n'y en a-t-il point qui puisse s'expliquer autrement ?

Perroud (1) admet que la plupart des phénomènes nerveux que nous avons étudiés sont de nature réflexe : « Nous ferons remarquer, dit-il, que les autres troubles nerveux sont presque toujours unilatéraux et siègent presque exclusivement du côté du poumon le plus gravement atteint. Il s'agit donc ici, suivant nous, d'actions réflexes à irritations parties du poumon et réfléchies par la moelle d'une manière d'autant plus facile que celle-ci se trouve, par le fait de la composition du sang, ou de l'état général pathologique du sujet, dans un état d'excitabilité exagérée. »

Cet auteur pense que l'excitation réflexe du pneumogastrique, dont le noyau d'origine, dans la moelle allongée, est voisin de celui du trijumeau, joue un rôle important dans la production de la névralgie fronto-temporale. Il croit également que le pneumogastrique n'est pas étranger à la congestion de

---

(1) Perroud. — Lyon Médical, tome IX, p. 235.

la pommette, Schiff ayant démontré expérimentalement que l'irritation de ce nerf produit la congestion de la face.

« Les nombreuses communications anatomiques qui unissent le plexus pulmonaire avec la moelle épinière, dit-il, éveillent l'idée que les nerfs spinaux doivent prendre une certaine part à la production d'un grand nombre de phénomènes nerveux que nous avons décrits dans les membres. Nous pensons, en effet, que ces nerfs sont conducteurs des impressions pulmonaires qui aboutissent par voie réflexe, chez les phtisiques, à ces névralgies, ces analgésies des membres. » Et plus loin, il ajoute : « Par la même raison, le voisinage du point d'immergence de ces nerfs spinaux dans la moelle avec le centre cilio-spinal rend très probable que c'est par leur intermédiaire que se produisent les phénomènes oculo-pupillaires que nous avons décrits précédemment. »

Nous avons déjà signalé, en étudiant les troubles sensoriels des tuberculeux, l'opinion de Souques sur la nature de ces phénomènes oculo-pupillaires. Nous n'y reviendrons pas ici. Disons cependant que Lépine (1) a abordé la question expérimentalement et a démontré qu'une injection intra-pulmonaire de quelques gouttes d'un liquide irritant déterminait, chez les animaux, des accidents oculo-pupillaires semblables à ceux que la clinique étudie chez l'homme. Carrière (2) a repris ces expériences, mais il repousse l'idée d'une action réflexe ; pour lui, la névrite infectieuse, périphérique, expliquerait tous les phénomènes nerveux des tuberculeux, excepté toutefois les troubles hystériformes.

L'action réflexe devient plus évidente encore quand on envisage les troubles nerveux de l'appareil cardiovasculaire ou du tube digestif. Hérard et Cornil ont bien saisi la pathogénie

(1) Lépine. — Lyon Médical, tome VI, 1870.

(2) Carrière. — Thèse de Bordeaux, 1894.

de ces phénomènes nerveux, qui vont des filets intra-pulmonaires du pneumogastrique aux centres nerveux pour retentir ensuite sur les rameaux cardiaques ou gastriques de ce nerf. Peter dit dans sa *Clinique médicale* : « Ainsi, la granulation peut rester un assez long temps latente localement, n'éveillant que la sympathie réflexe du pneumogastrique cardiaque ou stomacal. » Au niveau de la granulation miliaire, il se produit une irritation intéressant les extrémités intra-pulmonaires des ramifications du pneumogastrique. Cette irritation est peut-être due aux produits toxiques élaborés, en tous cas, elle est entretenue par la congestion intense qui a lieu en ce point. L'excitation périphérique, centripète, modifie fonctionnellement les centres nerveux, notamment les centres du pneumogastrique, les filets nerveux qui en partent, sont impressionnés et le courant centrifuge produit les désordres cardiaques et gastriques. Très souvent, ces troubles nerveux s'observent après les repas, les aliments excitant directement par leur contact les filets du pneumogastrique stomacal.

Chez les tuberculeux, comme le fait remarquer Peter, il y a mise en branle de la totalité du pneumogastrique par une série d'actions réflexes allant du pneumogastrique stomacal au bronchique et au cardiaque. Tout le territoire fonctionnel de ce nerf est ébranlé, et les vomissements, la toux, les palpitations en sont la conséquence.

Il faut donc, nous semble-t-il, tenir compte de l'excitation réflexe, à point de départ pulmonaire, pour expliquer la production d'un certain nombre de ces troubles nerveux et particulièrement de ceux qui intéressent la vie organique.

4° *Rôle de l'adénopathie trachéobronchique.* — A côté de cette action réflexe, nous devons encore signaler le rôle joué, au début de la tuberculose pulmonaire, par l'adénopathie bronchique concomitante. L'hypertrophie des ganglions médiastinaux est très fréquente au début de l'affection bacillaire. Les ganglions bronchiques, tuméfiés par l'infiltration bacillaire, compriment, enserrent, englobent dans une masse hypertrophiée le nerf vague, quelquefois même le phrénique. Dès 1826, Becker citait une observation où le pneumogastrique gauche était déprimé par une tumeur ganglionnaire et le droit intimément adhérent à un autre. Wrisberg, avant lui, avait vu la compression du pneumogastrique par des ganglions tuberculeux. En 1834, Ley, de Londres, et plus tard, Rilliet et Barthez, attribuaient à cette compression la toux du prétuberculeux, assez comparable à celle de la coqueluche. Guéneau de Mussy, Baréty, Peter, Jouanneau et Faisans ont particulièrement insisté sur les troubles fonctionnels et les désordres matériels qui résultent, pour les nerfs pneumogastriques, de la compression ganglionnaire.

Dans les observations rapportées par ces auteurs, le pouls battait 164, 196 pulsations à la minute ; mais avec les mêmes adénopathies prétuberculeuses. G. de Mussy a vu, dans certains cas le pouls battre seulement 28 à 25 fois à la minute, Faisans 50 à 60 fois. La compression des vagues par les ganglions hypertrophiés peut donner aussi bien de la tachycardie que de la bradycardie. On sait d'ailleurs que chez l'animal, le bout périphérique du vague excité donne de la tachycardie et la section de la bradycardie.

Mais les troubles fonctionnels que nous avons étudiés peuvent avoir lieu sans lésions appréciables du tronc des pneumogastriques : « Il n'y a pas, dit Peter, que le tronc de ces nerfs qui soit en rapport avec des masses morbides : les rameaux et les ramuscules le sont aussi. Or, ce que font au tronc les pneumogastriques, les ganglions tuberculeux, les tubercules pulmonaires le peuvent faire aux rameaux de ces nerfs et l'on conçoit que les expansions terminales en soient irritées ou mé-

ne comprimées par les granulations. » Mais que les branches
rminales soient en cause où les troncs nerveux eux-mêmes,
aux points où s'exerce la compression, il y a toujours de l'in-
flammation, une névrilémite de voisinage qui amène la désor-
ganisation et la dégénérescence des tubes nerveux.

CONCLUSIONS

De l'ensemble de notre étude sur les troubles nerveux au début de la tuberculose pulmonaire, nous croyons pouvoir tirer les conclusions suivantes :

1° Il existe un syndrôme nerveux prétuberculeux dont les signes cliniques appartiennent à la fois au système nerveux de la vie de relation et au système nerveux de la vie organique ; ils en traduisent les modifications fonctionnelles ou les altérations matérielles.

2° La pathogénie de ce syndrôme nerveux est complexe : il n'est pas possible, en effet, de ranger sous un facteur pathogénique commun tous les troubles qui le constituent.

Les toxines tuberculeuses jouent le plus grand rôle. Elles présentent une action élective pour le système nerveux en général et surtout pour les nerfs périphériques. Cette affinité particulière s'affirme de si bonne heure qu'elle peut produire, bien avant la constatation des signes physiques, les troubles que nous avons étudiés et dont l'interprétation judicieuse nous permettra d'établir un diagnostic précoce.

A côté de cette action principale que joue la toxi-infection, il faut faire une place pour les manifestations réflexes qui traduisent l'intolérance pulmonaire.

Enfin, nous devons, dans certains cas, tenir compte de la compression exercée sur les filets du pneumogastrique par les ganglions hypertrophiés ou même par les granulations tuberculeuses pour expliquer quelques-uns des troubles nerveux organiques.

INDEX BIBLIOGRAPHIQUE

ANDRAL. — Pathologie interne. 1840, tome II. Clinique médicale, tome III. Phtisie pulmonaire, 1826.

ABUNDO (d'). — Riforma médica, 1887.

ALTEMAIRE. — Troubles périphériques des phtisiques. Thèse de Paris. 1879.

ARTAUD. — Pathogénie des névrites périphériques. Archiv. Neurol. 1889.

BARIÉ. — Du zona périnéo-génital des tuberculeux. Soc. méd. hóp. 1887.

BASSEREAU. — Névralgie intercostale des tuberculeux. Thèse Paris, 1849.

BAYLE. — Recherches sur la phtisie pulmonaire, 1810.

BEAU. — Arthralgie des phtisiques. Journ. Conn. méd. 1856.

BENOIT. — Amyotrophies des tuberculeux. Thèse Paris, 1889.

BOUCHIER. — L'insensibilité pharyngienne et l'abolition du réflexe pharyngien chez les tuberculeux. Soc. biologie, 1887.

CARRIÈRE. — Troubles nerveux périphériques au cours de la tuberculose pulmonaire. Thèse Bordeaux, 1894.

CARRIÈRE. — Troubles nerveux chez les tuberculeux pulm. Nord méd., 1901.

CUFFER. — Recherches cliniques sur la période d'incubation des maladies infectieuses en général et en particulier sur la période d'incubation (période proegranulique) de la tuberculose. Essai de thérapeutique. Revue de médecine, 1891.

DREYFOUS. — Névralgies des tuberculeux. France méd., 1884.

EISENLOHR. — Idiopatische subacüte müskellahmung und atrophie. Centralbl. für Nerveuheilkunde, 1879.

FOURNET. — Recherches cliniques sur l'auscultation et sur la première période de la phtisie pulmonaire, 2ᵉ partie, 1839.

FRANCOSTE. — Névrites périphériques. Revue de méd., mai 1886.

FRIOT. — De la sciatique chez les phtisiques. Thèse Paris, 1879.

GRANCHER. — Maladies de l'app. resp. Tuberculose et auscultation, 1890.

HAUN. — Complications du système nerveux dans la phtisie, 1887.

HEYSE. — Ein Fall von doppelsteiger neuritis des plexus brachialis bei phtisis pulmonum. Bull. Klinik. Woch. 1892, XXIX.

JAPPA. — Relation of peripheric nerves to phtisis. Saint-Pétersbourg, 1888.

KLIPPEL. — Des amyotrophies dans les maladies générales chroniques. Thèse de Paris, 1889.

LABBÉ. — Scrofule et atrophie graisseuse.

— Myoïdème. Thèse de Paris, 1881.

LAËNNEC. — Auscultation médiate, 1837, 2ᵉ volume.

LEUDET. — Troubles nerveux périphériques. Arch. gén. de méd. 1861.

OLLIVIER. — Des atrophies musculaires. Thèse de Paris, 1879.

PARISOT. — Atrophies musculaires. Thèse de Paris, 1886.

PERROUD. — Quelques phénomènes nerveux au cours de la phtisie pulmonaire. Lyon médical, 1872.

PETER. — Leçons de clinique médicale, tome II.

PITRES et VAILLARD. — Des névrites périphériques chez les tuberculeux. Revue de médecine, mars 1886.

SÉE G. — De la phtisie bacillaire des poumons, 1884.

SUCKLING. — Peripheral neuritis in Phtisis. Brit. med. journ. 1887.

VALLEIX. — Traité des névralgies, 1841.

VENT. — Sur un cas de névrite périph. dans la tuberculose. Thèse de Berlin, 1889.

WEILL. — Des troubles nerveux chez les tuberculeux. Revue de méd., 1893.

WOLFENSTEIN. — Paresthesia of the larynx and pharynx as a premonitory symptom of tuberculosis of the lungs. Med. News Philadelphia, 1893. XIII.

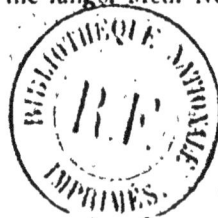

SERMENT

En presence des Maîtres de cette École, de mes chers condisciples, et devant l'effigie d'Hippocrate, je promets et je jure, au nom de l'Être suprême, d'être fidèle aux lois de l'honneur et de la probité dans l'exercice de la Médecine. Je donnerai mes soins gratuits à l'indigent, et n'exigerai jamais un salaire au-dessus de mon travail. Admis dans l'intérieur des maisons, mes yeux ne verront pas ce qui s'y passe; ma langue taira les secrets qui me seront confiés, et mon état ne servira pas à corrompre les mœurs ni à favoriser le crime. Respectueux et reconnaissant envers mes Maîtres, je rendrai à leurs enfants l'instruction que j'ai reçue de leurs pères.

Que les hommes m'accordent leur estime si je suis fidèle à mes promesses! Que je sois couvert d'opprobre et méprisé de mes confrères si j'y manque!

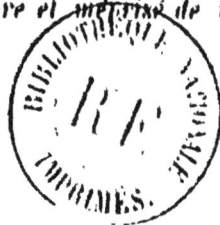

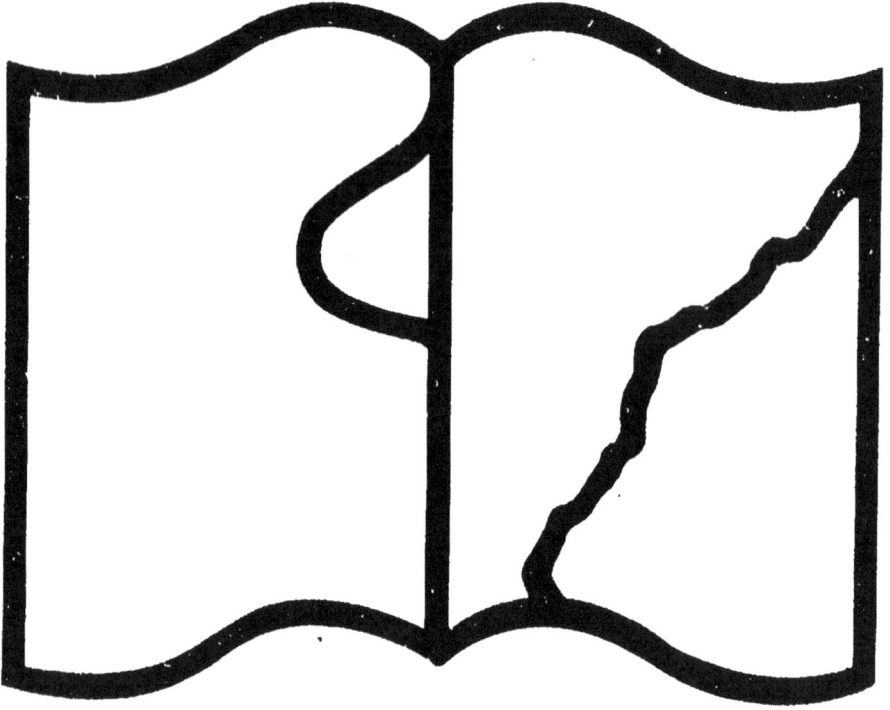

Texte détérioré — reliure défectueuse

NF Z 43-120-11

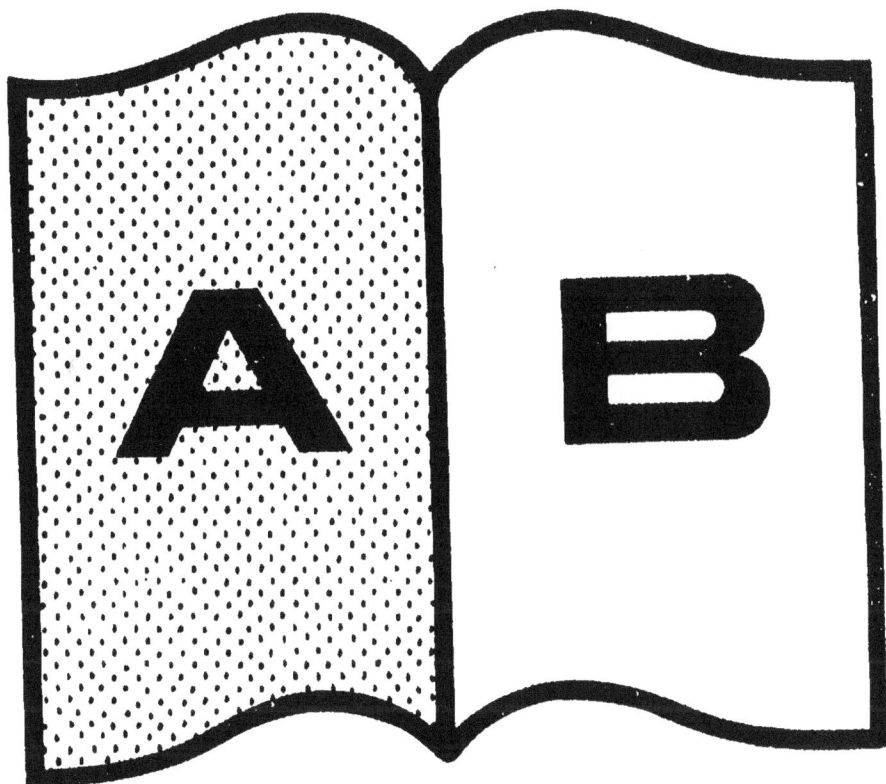

Contraste insuffisant

NF Z 43-120-14

www.ingramcontent.com/pod-product-compliance
Lightning Source LLC
Chambersburg PA
CBHW071238200326
41521CB00009B/1536